TRAITÉ DU GOITRE

ET

DU CRÉTINISME.

PARIS. — TYPOGRAPHIE DE HENRI PLON,

IMPRIMEUR DE L'EMPEREUR,

8, RUE GARANCIÈRE.

TRAITÉ DU GOITRE

ET

DU CRÉTINISME

ET

DES RAPPORTS

QUI EXISTENT ENTRE CES DEUX AFFECTIONS

PAR

LE DOCTEUR J.-P.-A. FABRE

DE MEIRONNES (*Basses-Alpes*)

AVEC QUATRE PLANCHES.

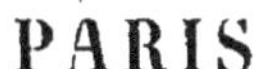

Le tableau des deux maladies dont je vais essayer de rechercher les causes n'est pas une des parties les moins intéressantes de l'histoire de l'homme habitant les diverses contrées de la terre.

(FODÉRÉ, *Traité du Goître et du Crétinisme.* — Discours préliminaire.)

PARIS

LABÉ, ÉDITEUR

LIBRAIRE DE LA FACULTÉ DE MÉDECINE

Place de l'École de Médecine

1857

INTRODUCTION.

<blockquote>
Toutes les conceptions biologiques reposent nécessairement sur une double harmonie, entre l'organisme et le milieu, puis entre les organes et les fonctions, ou plutôt entre les agents et les actes. — De ces deux relations continues, la première est générale, puisqu'elle considère l'ensemble de l'existence; la seconde est spéciale, puisqu'elle apprécie les divers modes d'activité. — En tant qu'analytique, ce dernier point de vue doit toujours être subordonné à l'autre, seul conforme au caractère synthétique de la science vitale. La biologie systématique n'admet comme vraiment complètes que les notions où ces deux rapports élémentaires ont été bien combinés. Jusqu'à ce qu'une telle fusion se trouve bien établie, l'élaboration théorique demeure purement préparatoire.

(Aug. Comte.)
</blockquote>

On s'est beaucoup occupé dans ces derniers temps de la question du goître et du crétinisme en France et à l'étranger.

Je citerai pour notre pays les écrits de MM. Cerise, Morel, Fauconneau-Dufresne;

Le mémoire de M. Ferrus, qui se recommande surtout par l'esprit d'investigation, la clarté et l'élégance du style;

Les recherches de MM. Baillarger, Bouchardat et Boussingault;

Le traité du docteur Niepce, qui a dressé seul la statistique des goîtreux et des crétins dans les départements de l'Isère, des Hautes et des Basses-Alpes, et qui nous a fait connaître le résultat de plusieurs nécropsies de crétins;

Les analyses de MM. Grange et Chatin;

Et parmi les écrits publiés dans les États étrangers,

Ceux de Kerner, Iphofen, Zschokke, Troxler, Maffei, Gugger, Rosch;

Le rapport de la commission créée par S. M. le roi de Sardaigne, témoignage éclatant de la constante sollicitude des princes de l'auguste maison de Savoie pour améliorer la condition du peuple.

« Les membres de cette commission, profon-
» dément versés dans les études qui se rappor-
» tent à la médecine, à la chimie et à la géologie,
» devaient réunir tous les renseignements pos-
» sibles sur l'histoire et sur les progrès du cré-

» tinisme dans les diverses provinces, sur la
» statistique actuelle de cette infirmité, et de
» celles qui ont affinité avec elle, sur ses rap-
» ports spécialement avec les conditions atmo-
» sphériques, la nature du sol, la qualité des
» eaux, les habitations, les aliments, et sur
» toutes les causes qui peuvent plus ou moins
» aider à la propagation de cette triste affection,
» afin de rechercher ensuite les moyens propres
» à paralyser plus ou moins l'action de ces
» mêmes causes. »

Bien que ce rapport soit le fruit de laborieuses
et savantes recherches, qu'il soit plein d'aperçus
exacts, il se ressent, quant à la doctrine étiologique du crétinisme, du vague, de l'incertitude qui règne encore sur son origine : d'où
l'embarras de la commission pour asseoir le
traitement sur des bases positives.

Écoutons là-dessus M. Ferrus :

« Les idées émises par d'anciens auteurs concernant l'action particulière et le degré d'influence de telle ou telle condition générale de
l'air, du sol et des eaux, ont été détruites l'une
après l'autre par leurs successeurs, auxquels il

a suffi pour cela de citer des faits négatifs. Aucune doctrine, que je sache, n'a résisté en médecine à cette manière de procéder.

» La commission sarde, par une circonstance assez imprévue, a fait application de la même méthode aux faits nouveaux signalés par ses recherches. *Elle a édifié d'une main, renversé de l'autre*, ce qui honore son impartialité, mais ne semble point de nature à faire avancer la science, et surtout à arrêter les progrès du mal qu'on veut combattre. Une telle discussion, en portant le découragement dans les esprits, n'est guère propre, on en conviendra, à entraîner un gouvernement sage et légitimement circonspect vers des entreprises qu'on lui dénonce à l'avance comme très-incertaines. De tels doutes sont non-seulement dommageables aux intérêts qu'on s'applique à faire prévaloir, mais ils ne sont pas conformes à la stricte réalité, et peuvent conduire, par de fausses déductions, à faire dédaigner des moyens qui, pour n'être pas motivés rigoureusement, sont susceptibles d'acquérir, et ont eu déjà une positive efficacité[1]. »

---

[1] *Mémoire sur le goître et le crétinisme*, page 81.

J'aurais moi-même partagé le découragement dont parle ci-dessus M. Ferrus, si je n'avais eu la ferme conviction qu'en isolant l'histoire du crétinisme de celle du goître, et en considérant le crétinisme comme une affection primitive, au lieu d'y voir une affection secondaire, la commission avait laissé dans l'ombre les documents qui auraient imprimé la meilleure direction à ses travaux.

De même qu'il n'y a pas bien longtemps encore l'hydropisie était regardée comme une maladie primitive avant que l'anatomie pathologique l'eût rattachée, dans le plus grand nombre des cas, aux lésions organiques du cœur ou des gros vaisseaux, à l'inflammation chronique des membranes séreuses ou de quelqu'un des grands viscères.

Quant au crétinisme, la méprise était d'autant plus difficile à éviter qu'il faut avoir vécu longtemps dans les pays de goître et avoir beaucoup observé pour suivre la dégradation que les goîtres successifs introduisent dans les familles, de manière à faire passer celles-ci par toutes les nuances du crétinisme, depuis l'état de crétineux et celui de demi-crétin jusqu'au crétinisme le plus complet.

Faute de ces données, il en est résulté, suivant Fodéré, « que ceux qui ont écrit sur le goître et sur les crétins n'ont été que des voyageurs qui n'en ont parlé qu'en passant comme d'*une belle horreur remarquable*, se contentant de raconter quelques traits épars qui n'ont pu leur échapper, ou qui leur ont été communiqués par les gens du pays; il en est résulté, ce qui devait arriver, qu'ils ont jugé à la hâte du général sur quelques faits particuliers, et leur jugement a d'autant plus donné lieu à l'erreur, qu'il était porté par des hommes jouissant d'une juste célébrité.

» Il eût fallu qu'une matière aussi obscure eût été traitée par les savants du pays même, qui eussent employé un certain nombre d'années d'observation, et qui, rejetant tout préjugé, eussent joint à un raisonnement exact plusieurs expériences souvent répétées[1]. »

La commission était certainement composée

______
[1] *Traité du crétinisme*, page 78.

d'hommes éminents, mais ils résidaient dans les grands centres de population où les familles, par le croisement des alliances, ne permettent pas de suivre les effets d'une longue hérédité.

D'autre part, la commission avait bien fait appel aux lumières de médecins distingués habitant les localités infectées, mais il eût fallu encore que ces honorables confrères eussent depuis longtemps tourné leurs vues de ce côté. — Et s'écarterait-on de la vérité en conjecturant qu'il en est peu qui se soient sérieusement occupés de rechercher pendant longues années les causes du crétinisme? Ce qui fait que la commission a laissé beaucoup d'obscurité sur la genèse de cette affection.

En effet, la commission énumérant, dans le chapitre VI, les causes du crétinisme divisées en causes essentielles ou prochaines, causes éloignées ou occasionnelles, place en première ligne, « comme les plus générales et les plus constantes, un air humide ou autrement vicié, soit par la configuration ou la situation du pays, soit par la mauvaise disposition et exposition des habitations, soit par la mauvaise construction des maisons mal aérées et malpropres, soit par le manque de lumière solaire, la mauvaise qualité des eaux et la trop grande ou trop faible quantité de tel ou tel autre principe constituant; la mauvaise qualité des aliments et leur insuffisance aux besoins de la vie. »

Parmi ces causes, la commission ne cite point le goître : elle ne s'en occupe qu'au point de vue statistique, comme affection concomitante et congénère du crétinisme, et due aux mêmes causes.

M. le docteur Ferrus, page 58 de son Mémoire, pense aussi que « le goître, quoique lié d'une manière plus intime au crétinisme que les scrofules et le rachitisme, *puisque ces deux premières maladies semblent se développer sous l'influence des mêmes causes*, s'en distingue néanmoins par des traits qu'il est essentiel de faire connaître comme diagnostic différentiel, puisque le goître, ajoute-t-il plus loin, se trouve associé souvent à une santé parfaite et à une portée d'esprit remarquable. — En Piémont, en Savoie, en Lombardie, dans une foule d'autres localités, se rencontrent des hommes affectés de

goître et qui possèdent les plus rares talents. »
(Page 66.)

Ainsi M. Ferrus ne regarde pas le crétinisme
comme dérivant essentiellement du goître, quoiqu'il termine ce parallèle en disant (page 66) :
« Quelle que soit la distance que cette condition
vraiment majeure mette entre le goître et le crétinisme, il est convenable de se demander si
toutes les fois que la première affection existe il
y a, sinon commencement de crétinisme, du
moins tendance à cette affection. En répondant
par l'affirmative, je ne démens rien de ce que
j'ai avancé sur la diversité de ces deux états. »
Ici M. Ferrus suivait une marche plus scientifi-
que, plus rigoureuse, qu'en ajoutant quelques
lignes plus bas pour expliquer cette diversité :

« D'après la définition que j'ai proposée, le
crétinisme consisterait dans une hydrocéphalie
diffuse ou œdème cérébral. Tant que cette maladie ne s'est pas nettement dessinée, les individus affectés de goître restent dans les conditions
des habitants de la contrée, déjà placés *sous la
dépendance de la constitution générale qui pré-
dispose au crétinisme et peut y conduire.* »

L'idée formulée dans ce dernier paragraphe est que le goître et le crétinisme seraient placés sous la dépendance de la constitution générale, qui suffirait pour prédisposer au premier comme au second : c'est d'ailleurs ce que le même auteur exprime ci-dessus, quand il dit que *ces deux maladies semblent se développer sous l'influence des mêmes causes.*

Mais M. Ferrus avait beaucoup vu dans ses voyages; la rectitude de son jugement le ramène à constater par une comparaison l'influence du goître sur le crétinisme.

« Les goîtreux, dans les localités endémiquement crétineuses, sont disposés pour ainsi dire au crétinisme, comme les tempéraments sanguins le sont aux phlegmasies, et les constitutions appauvries aux scrofules. »

On voit par ces divers passages que les idées de l'auteur n'étaient pas bien arrêtées quant à la genèse du crétinisme; qu'elles flottaient entre la pensée que les causes générales, agissant sur tout l'organisme, pouvaient, même isolées de toute autre cause particulière, amener le crétinisme;

Et la pensée que le goître pouvait être une cause particulière, qui prêtait aux causes générales et primitives une nouvelle intensité.

Quoi qu'il en soit, c'était encore trop limiter la part du goître dans la production du crétinisme; c'était, d'une cause directe, efficiente ou principale, faire une cause simplement prédisposante, et assigner au goître et au crétinisme la même communauté d'origine. Mais ce n'est qu'une longue résidence dans les pays de goître, un long examen de sa propagation dans les mêmes familles, qui peuvent attirer et fixer l'attention sur ses effets héréditaires.

Pour la production du crétinisme, l'influence du goître continuant son apparition dans les mêmes familles pendant plusieurs générations, peut être comparée au filet d'eau tombant, pendant une certaine période d'années, sur la pierre.

Bien que ses effets soient peu appréciables dans les premiers temps, ils n'en sont pas moins réels; non interrompus, ils finissent par creuser la pierre, *gutta cavat lapidem.*

M. Niepce ne reconnaît pas dans le goître la

cause productrice du crétinisme; mais, quand l'un est joint à l'autre, il y voit la coïncidence de deux effets produits par la même cause.

« Ainsi, dit-il, les causes du goître sont multiples et les mêmes que celles du crétinisme, et je considère le goître comme le premier degré de la dégénérescence de l'organisme, dont le crétinisme est le dernier degré.

» Ce qui prouve que le goître est le premier effet de cette dégénération, c'est qu'il commence à se montrer dans les localités où l'on trouve déjà quelques-unes *des causes multiples, suivant moi*, qui déterminent le crétinisme; c'est que, dès que ces mêmes causes deviennent plus intenses, plus nombreuses, on voit la population présenter, du plus au moins, un aspect chétif, les goîtres se multiplier et le crétinisme arriver. — D'ailleurs les individus sains qui quittent une localité très-éloignée de celles où règnent le goître et le crétinisme pour venir habiter un village infecté de goîtreux, le deviendront eux-mêmes après un temps plus ou moins long, suivant que les causes de dégénérescence seront plus nombreuses, plus énergiques, et ils auront des enfants goîtreux. La génération qui succédera à ces enfants sera certainement entachée de goîtreux, et même de crétins au premier degré; et si la dégénérescence de l'organisme continue, si on ne prend pas un soin particulier des enfants qui naîtront, on ne sera pas étonné d'en voir qui seront affectés au dernier degré [1]. »

Ailleurs, M. Niepce établit, d'après les documents erronés qui lui ont été transmis, « que les enfants trouvés de l'hospice de Marseille envoyés dans les Alpes (commune de Risoul), au nombre de trente, étaient tous devenus goîtreux et crétins [2]. »

Ce qui est de tous points contraire à la vérité, comme je m'en suis convaincu par une contre-vérification sur les lieux mêmes, ainsi qu'on le verra plus loin.

M. Niepce regardait, dans ce dernier passage, le crétinisme comme pouvant se montrer dès la première génération : c'est là une opinion erronée, qui égarerait sur les moyens à employer

---

[1] *Traité du goître et du crétinisme*, tom. I, pag. 62.
[2] *Même ouvrage*, pag. 469.

pour enrayer cette fâcheuse dégénérescence de l'espèce humaine.

Pour moi, je suis convaincu que le crétinisme dans les enfants suppose, lorsqu'il est endémique, la préexistence du goître à l'état de développement considérable dans les ascendants.

Je développe cette proposition en lui donnant pour base :

1° L'anatomie du corps thyroïde; ses rapports avec les vaisseaux artériels et veineux qui vont au cerveau, à la région cervicale de la moelle épinière; ses rapports avec la trachée-artère.

2° J'établis le diagnostic du goître; je tâche de démontrer l'influence que l'hypertrophie de ce corps exerce sur la circulation cérébrale, la respiration, l'hématose et l'innervation. Je cite plusieurs observations pathologiques à l'appui : d'où je déduis la production du crétinisme quand cette influence se prolonge pendant plusieurs générations.

3° J'insiste principalement, au chapitre de l'étiologie, sur l'action des eaux comme cause essentielle du goître, et je joins aux recherches de mes prédécesseurs sur leur composition, le résultat de mes propres essais sur la dissolution de quelques sels dans ces mêmes eaux. J'énumère ensuite les causes accessoires qui peuvent aggraver l'action des eaux : ce sont les mêmes qui concourent à produire les scrofules, le rachitis, etc. : — une atmosphère brumeuse, le défaut de lumière, une mauvaise alimentation, etc. Mais ces causes, en association binaire, ternaire et au delà, seraient incapables de produire le goître endémique; tandis que l'action des eaux, sans le concours des causes accessoires ou prédisposantes, suffit à cet effet, puisque, dans les localités les mieux éclairées, où sont des habitations des mieux disposées, des tables les mieux servies, il existe des familles qui jouissent de tous ces avantages, et qui sont cependant affectées de goître et de crétinisme : ce qu'on ne peut attribuer qu'à l'action des eaux, bien que la chimie ne soit pas encore parvenue à nous révéler le principe pathogénique qu'elles recèlent.

4° La limitation du goître à certaines hauteurs me fournit l'occasion d'appeler l'attention sur une infirmité qu'on rencontre dans les pays les

plus froids et les plus élevés, où le goître n'est
plus qu'une rare exception : c'est la claudication
d'un grand nombre d'individus, commune aussi
aux habitants du fond des vallées. — J'expose mon opinion sur les causes qui la produisent, sur les moyens préservatifs à employer, en
corrigeant, en ces pays, l'éducation physique
de l'enfance.

5° Je devais une mention particulière aux
travaux de M. Chatin concernant l'iode répandu
dans l'atmosphère.

6° A l'article du traitement, outre les moyens
généralement employés, j'expose la méthode qui
m'a donné les meilleurs résultats.

Je donne l'étymologie du crétinisme, sa définition, sa littérature, puis la classification des
crétins.

Je décris cette maladie envisagée d'abord *dans
l'état statique, puis dynamique, et dans sa liaison intime avec le goître;* non que je veuille exprimer par là que crétineux, demi-crétins, crétins complets, sont nécessairement goîtreux ; je
veux dire que la plupart présentent ordinairement

un goître plus ou moins gros; quelques-uns peuvent n'en point avoir, mais les uns et les autres tirent leur origine de parents plus ou moins rapprochés ou éloignés entachés de cette infirmité.

Enfin, dans les résultats fournis par l'anatomie pathologique, j'étudie son étiologie, je la base sur la considération de la cause directe ou principale (le goître et ses effets consécutifs), avec des observations pathologiques à l'appui, précédées de réflexions sur le crétinisme sporadique, afin d'éclairer, par les cas les plus simples et les plus isolés, les cas endémiques plus multipliés, dus, les premiers comme les derniers, à l'hérédité, dont l'influence est mise hors de doute par ces observations comparatives. Je désigne comme aggravantes ou accessoires d'autres causes qui peuvent renforcer l'action de la première et donner au crétinisme plus d'intensité.

Je traite ensuite du diagnostic différentiel;

Des maladies auxquelles les crétins sont plus particulièrement exposés;

Des opinions émises sur la cause prochaine du crétinisme;

Je divise le traitement en préservatif ou prophylactique, et en curatif.

J'insiste principalement, quant au premier, sur la nécessité de traiter le goître : traitement qui doit être rendu obligatoire pour toutes les familles goîtreuses, et être gratuitement offert par l'État, en y annexant la prohibition absolue du mariage aux individus gravement atteints de crétinisme, et, pour ceux qui le sont moins, l'obligation, en cas de mariage, de se choisir une compagne robuste et saine dans une commune non infectée : mesures les plus efficaces pour déraciner ce fléau du sein des populations, sans négliger comme auxiliaires les moyens de civilisation et tout ce qui tend à diminuer la misère publique.

Quant au traitement curatif, j'établis deux catégories de crétins, les goîtreux et les non goîtreux.

J'ai assez démontré précédemment les inconvénients résultant du goître pour poser en principe qu'il convient de le faire disparaître chez tous les crétins qui le présentent, et j'apporte en preuve quelques observations.

A part cette tumeur, le même traitement s'applique aux uns et aux autres. Il se compose de moyens hygiéniques, médicaux et moraux.

La thérapeutique résultant de leur combinaison a reçu et reçoit encore son application la plus constante dans le bel établissement que le docteur Guggenbühl a fondé sur l'Abendeberg, et compte des succès bien propres à encourager de semblables essais.

DU GOITRE

ET

DU CRÉTINISME.

PREMIÈRE PARTIE.

DU GOÎTRE.

CHAPITRE PREMIER.

STRUCTURE DU CORPS THYROÏDE.

Cet organe est d'un volume fort considérable; il est situé à la partie inférieure antérieure du larynx, derrière les muscles sterno-thyroïdiens, sterno-hyoïdiens et sterno-mastoïdiens.

Sa forme est assez constante, bien qu'il présente dans quelques cas des variétés particulières.

Ordinairement formé de deux parties distinctes, à peu près pyramidales, recouvrant les côtés du larynx et de l'extrémité supérieure de la trachée-artère, de manière que leur base épaisse se trouve inférieurement et en devant, tandis que leur sommet pointu est situé en arrière et en haut.

Elles tiennent d'une manière assez lâche aux parties auxquelles elles répondent. Souvent il s'élève de la partie moyenne une espèce d'appendice pointu ou bandelette glanduleuse, qui les fixe au ligament crico-thyroïdien.

Quelquefois cette portion moyenne manque entièrement, et l'organe est alors formé de deux portions séparées : l'une à droite et l'autre à gauche. On considère à chacune d'elles une face antérieure qui est recouverte par les muscles dont nous venons de parler, l'omoplat-hyoïdien, l'aponévrose cervicale et la peau ;

Une face postérieure qui couvre en arrière et en dehors l'artère carotide, la veine jugulaire interne, le nerf de la huitième paire et le grand sympathique, et s'appuie sur la colonne vertébrale où, suivant son volume, elle cache ou laisse à nu les vaisseaux et nerfs qui s'y trouvent latéralement.

Plus en dedans, elle recouvre les premiers anneaux trachéens, le cartilage cricoïde, le thyroïde, les muscles crico-thyroïdiens et constricteurs inférieurs du pharynx.

Tout à fait au milieu et sur le devant, elle cache les deux premiers anneaux de la trachée seulement.

Le volume de la glande thyroïde est très-variable : il est plus considérable chez l'enfant que chez l'adulte,

dans la femme que dans l'homme; il augmente quand
la veine cave supérieure a de la peine à se vider, et
notamment dans les efforts violents. En général, la
couleur de cette glande est d'un rouge brun plus ou
moins foncé.

Sa consistance est mollasse et formée de l'assem-
blage de plusieurs lobes qui résultent eux-mêmes de
plusieurs grains glanduleux, moins faciles à distinguer que dans les autres glandes, telles que les salivaires, le pancréas, etc. Sa substance est remplie
d'une liqueur jaunâtre, onctueuse, et en quelque sorte
huileuse, qui paraît plutôt infiltrée dans une espèce
de tissu cellulaire que renfermée dans des vésicules
particulières (*Boyer*); mais, d'après *Muller*, la substance de la thyroïde renferme un grand nombre de
petites cellules pleines de granulations, qui elles-
mêmes en contiennent d'autres plus petites encore.
Ces cellules deviennent plus volumineuses dans le
goître, et se remplissent d'une matière translucide
qui a beaucoup de tendance à se solidifier. Suivant
Lauth, ce liquide n'existe pas dans l'état normal.

Henle et Bardeleben étaient arrivés aux mêmes
résultats. Suivant M. le professeur Cruveilhier, le lobe
droit ne communique pas avec le lobe gauche, mais
toutes les granulations de chacun de ces lobes communiquent entre elles. On ne trouve pas de conduit
excréteur; par conséquent, contrairement aux asser-
tions de Bordeu et de quelques autres anatomistes,
on ne peut assurer qu'il passe aucun fluide de la

glande thyroïde dans la cavité du larynx : cependant les tumeurs aériennes produites dans la glande thyroïde par les efforts que les femmes font pour accoucher, prouvent qu'il y a quelques communications entre cette glande et le larynx.

Bichat pense que cet emphysème ne prouve rien en faveur de cette communication, car l'air est contenu dans le tissu cellulaire qui entoure les lobules glanduleux, et s'y introduit par suite de sa diffusion générale dans tout le tissu cellulaire du cou.

A cet égard, je ferai remarquer que l'air dont la poitrine se gonfle dans les grands efforts s'introduirait difficilement dans ses lobules, si la membrane qui tapisse le larynx ne présentait pas les pertuis dont Bordeu et Fodéré ont parlé.

Ayant eu récemment à traiter un emphysème considérable de la poitrine et du ventre, de la face et des bras, à la suite d'une fracture des côtes, avec déchirure du poumon droit, j'observai que les incisions que je fus obligé de pratiquer sur le thorax pour donner issue à l'air infiltré, cessèrent, malgré tous les efforts de pression, de laisser sortir l'air sur leurs bords, trois jours après, aussitôt que l'inflammation eut bouché les cellules du tissu cellulaire et donné lieu à la formation commençante d'une membrane par laquelle s'annonçait le travail de cicatrisation, ce qui m'obligea de pratiquer de nouvelles incisions qui finirent, au bout de trois ou quatre jours, par se comporter comme les premières : mais l'emphysème était déjà très-réduit, et la plaie du poumon dont les lèvres épaissies par l'inflammation se rapprochaient, cessa de livrer passage à l'air. Si la muqueuse laryngée ne présentait pas dans sa structure une disposition particulière, elle refuserait passage à l'air, comme la muqueuse intestinale dans les cas de tympanite.

La glande thyroïde reçoit beaucoup de vaisseaux sanguins, des artères et des veines.

Ses artères sont : 1° la thyroïdienne supérieure, qui n'a guère moins de grosseur que la carotide interne, et quelquefois en a davantage ; elle naît de la carotide externe, et même quelquefois si près de l'origine de cette artère, que l'on croirait que le tronc commun des carotides se divise en trois branches. La thyroïdienne supérieure descend flexueuse à la partie supérieure et externe de la glande dont elle porte le nom, et s'y termine par un grand nombre de rameaux. La droite s'approche de la gauche, et s'incline vers elle. Outre les rameaux qu'elle donne à la glande, elle en fournit plusieurs autres qui se distribuent aux muscles du cou et au larynx.

2° La thyroïdienne inférieure, qui est d'un calibre supérieur au reste du tronc de la sous-clavière, d'où elle tire son origine. Cette grosse artère, après s'être partagée dès son origine en plusieurs branches qui vont aux muscles de l'épaule, et à ceux de la partie inférieure et profonde du cou, monte en serpentant vers la glande dont elle porte le nom et vers le larynx.

Cette glande en reçoit un grand nombre de ramifications qui se joignent à celles de la thyroïdienne supérieure.

Les veines qui répondent à ces artères sont au nombre de trois de chaque côté : la thyroïdienne supérieure, l'inférieure et la moyenne.

D'après Burggraeve, ces veines n'ont pas de valvules, ce qui rend le mouvement rétrograde du sang possible; elles en sont, au contraire, pourvues suivant Huschke, mais elles sont petites et n'existent pas chez tous les sujets. Ses nerfs, qui sont en grand nombre, viennent des récurrents et de toutes les paires cervicales.

Ses vaisseaux absorbants sont nombreux : il n'y a pas, dit Cruikshank, de partie du corps plus vasculaire et qui contienne une plus grande quantité d'artères, de veines et d'absorbants, proportion gardée, quant au volume de cette glande.

« Le corps thyroïde est maintenu dans la position qu'il occupe au-devant du cou, par un trousseau fibreux, blanc-jaunâtre, percé de trous, rarement pénétré de graisse, naissant en forme d'éventail des côtés du bord postérieur et inférieur du cartilage cricoïde et de l'angle du premier anneau de la trachée, et se perdant en partie sur la face postérieure des lobes de la thyroïde, en partie dans l'épaisseur même de cet organe. » Dans les goîtres monstrueux, ces ligaments deviennent beaucoup plus distincts et plus résistants. — La considération de ces adhérences au

larynx et à la trachée, indiquée d'une manière aussi
exacte par M. Bouchacourt, présente encore un intérêt plus puissant quand on songe, dit M. Gallois dans
son excellente thèse, « que ce ganglion, par son
» siége et son volume, peut, s'il est libre, arrêter
» l'exercice normal et régulier des fonctions les plus
» importantes de la vie [1]. »

La structure de ce corps est peu connue. Si elle
paraît se rapprocher de l'organisation glanduleuse
par son aspect granuleux, combien de parties présentent le même aspect, sans appartenir au système
glanduleux : le tissu du placenta, par exemple? —
De plus, serait-elle privée d'un réservoir ou de canaux excréteurs?

L'opinion qui réunit aujourd'hui le plus de partisans, serait que le corps thyroïde est uniquement
composé de vaisseaux et de tissu cellulaire, et que,
comme dans les ganglions vasculaires, organes adé-
noïdes ou glandiformes (Chaussier), glandes aporiques,
confondus sous le nom commun de glandes avec les
organes de sécrétion excrétoire, les terminaisons et
les communications des vaisseaux y affectent des dispositions spéciales.

Heusinger leur a donné le nom de tissu parenchy-
mateux. Leur texture résulte de la réunion de plusieurs autres tissus : tissu cellulaire modifié, vaisseaux sanguins, lymphatiques et nerfs, le tout

[1] Gallois, *Recherches anatomiques et physiologiques sur le corps thyroïde.* Paris, 1851.

renfermé dans une enveloppe qui envoie des prolongements à l'intérieur.

Huschke regarde la thyroïde comme un simple ganglion vasculaire qui contribue à l'hématose par ses veines et ses lymphatiques. — Son organisation a paru à M. Maignien éminemment vasculaire, formée par le reploiement et l'enlacement de ramifications veineuses qu'unit un tissu cellulaire lâche et peu abondant. — M. Michel, après avoir rappelé la quantité prodigieuse de vaisseaux que la thyroïde renferme, résume ainsi son opinion : « Le corps » thyroïde est donc un ganglion vasculaire sanguin; » comme tel doué de propriété érectile, et la richesse » de ces vaisseaux nous indique que cette propriété » doit être portée à un haut degré. »

Les expériences faites par M. Gallois attestent aussi la structure éminemment vasculaire de cet organe. — En coupant à l'aide de ciseaux fins et courbes des tranches très-minces de la glande injectée, et en les étalant avec soin, sans les déchirer, sur le champ du microscope convenablement disposé, il a observé une quantité innombrable de vaisseaux flexueux, roulés les uns sur les autres. — « A côté de ces vaisseaux, » ajoute-t-il, je cherchai vainement des *vésicules* et » des *granulations;* je ne les observai pas non plus » sur des tranches non injectées de la glande.

» Dans les deux cas, nous n'avons trouvé ni les » vésicules de Berres, ni les grains glanduleux de » Malpighi. »

Nous admettons que la thyroïde est une glande
sanguine, si cette expression ne s'applique qu'à la
forme, à la configuration générale, sans impliquer
l'idée de granulation glanduleuse; si, à la structure
intime, elle est défectueuse, c'est plutôt un ganglion
vasculaire.

SYMPATHIES.

Suivant Huschke, le corps thyroïde aurait des
sympathies étroites avec le système sexuel chez la
femme, avec l'appareil respiratoire chez l'homme.
M. le docteur Gubian a noté aussi la coïncidence des
affections utérines avec les engorgements du corps
thyroïde. — Bichat pense que la glande thyroïde
jouit des mêmes phénomènes sympathiques avec la
peau que les autres glandes.

USAGES.

Bordeu et Fodéré, qui croyaient à l'existence d'un
conduit excréteur, pensaient que cette glande est
destinée à fournir un mucus lubréfiant au larynx et
à la trachée-artère sans cesse desséchés par l'air de
l'inspiration.

Les recherches anatomiques modernes ne paraissent point favorables à cette assertion, puisque l'existence du mucus est contestée par quelques-uns à
l'état normal d'une part, et que, de l'autre, on aurait
pris pour des conduits excréteurs des communica-

tions vasculaires qui existent entre la partie postérieure de la thyroïde et la trachée.

Quelques auteurs ont pensé que ce corps pouvait servir à la production de la voix; c'est une conjecture émise par Hunter et fondée sur le manque de cet organe dans les cétacés n'ayant pas de voix, mais combattue par Cuvier, qui a démontré l'existence de la thyroïde chez les phoques et les marsouins, et par Bardeleben, dont les expériences sur les chiens ont prouvé que l'ablation de cet organe ne modifiait pas sensiblement la voix.

La thyroïde ayant plus de volume proportionnel chez le fœtus que chez l'enfant et chez l'adulte, quelques auteurs ont pu penser que son usage était spécialement relatif au fœtus; mais il s'en faut de beaucoup, observe Bichat, que son excès de volume proportionnel soit comparable à celui que le thymus, les capsules surrénales, etc., offrent alors, et partant que sa destination doive se borner à la vie intra-utérine.

Aussi, quoique ce grand physiologiste avouât que la glande thyroïde est un de ces organes dont les usages nous sont absolument inconnus, il ne doutait pas qu'elle n'en eût de très-importants par son existence constante dans tous les âges, et par le grand nombre de vaisseaux qu'elle reçoit.

« Placé immédiatement au-dessous et au-devant du larynx, cet organe fait naître, ainsi que la rate, les capsules surrénales, etc., une réflexion que je crois très-importante, savoir : que nos notions sur l'ensemble des fonctions sont nécessairement encore bien imparfaites, et que ce serait se faire illusion que d'embrasser d'un coup d'œil général le plan de la nature et en offrir le tableau dans nos classifications physiologiques. En effet, on ne peut douter que les fonctions inconnues de ces viscères ne soient liées à ce plan général, qu'elles n'en fassent essentiellement partie. Or, qui sait si leur connaissance ne renverse-rait point en partie nos idées actuelles, ou ne les modifierait pas beaucoup? Pourquoi la théorie du fœtus est-elle encore si obscure? Parce que plusieurs organes, qui se trouvent chez lui très-développés et très-actifs, nous échappent dans leurs fonctions, et qu'on peut difficilement s'élever à des résultats gé-néraux là où tous les faits particuliers ne sont pas connus. »

Depuis que Bichat a écrit ces lignes, les difficultés de la question n'ont point arrêté les recherches.

J'exposerai d'abord celles que M. Maignien a pré-sentées dans son Mémoire à l'Académie des sciences, et qui ont été reproduites et augmentées par M. Michel dans sa thèse (Paris, 1850).

D'après M. Maignien, le corps thyroïde serait le régulateur des actes essentiels de la vie, ce qu'il éta-blit sur des preuves anatomiques, expérimentales et pathologiques.

1° *Preuves anatomiques.* Dans les rapports qu'af--fecte ce ganglion vasculaire dans sa forme, dans sa structure, il doit être le compresseur des vaisseaux carotidiens. — En effet, d'un côté, un point d'appui solide, la colonne vertébrale; de l'autre, un appareil musculaire bien approprié à la masse thyroïdienne qu'il a pour objet de déprimer, et, entre le point d'appui et la puissance, des canaux à parois dépressibles (les artères carotidiennes).

Suivant M. Maignien, le but de cette compression serait de modérer la circulation qui se fait par les carotides primitives, et d'agir dans un sens diamétralement opposé sur la circulation qui a lieu par les vertébrales.

Or, les carotides naissant de la crosse de l'aorte, sont admirablement partagées sous le rapport de la circulation; les vertébrales qui proviennent de la crosse secondaire, formée par la sous-clavière, n'offrent pas une disposition aussi favorable sous le rapport hydrodynamique. L'impulsion que le cœur donne au sang a donc pour effet l'ascension de ce fluide dans les carotides; mais vers le sommet de la bifurcation de ces artères se remarque un petit appendice flottant, c'est l'éperon carotidien qui fait prévaloir, suivant cet auteur, la circulation carotidienne externe sur l'interne, lorsque les carotides primitives sont comprimées par le ganglion thyroïdien. Si l'on considère maintenant que la carotide interne est destinée aux lobes moyens et antérieurs du cerveau, tandis que les vertébrales fournissent à la moelle, au cervelet, ainsi qu'aux lobes postérieurs du cerveau, on voit : 1° que le sang a bien plus de tendance à couler vers les vaisseaux carotidiens que vers les vertébraux ; 2° que la compression des premiers par le corps thyroïde produira nécessairement une augmentation de circulation par les seconds ; 3° toutes les fois que ce même corps thyroïde déprimera les carotides primitives, il fera prédominer la circulation de l'artère carotide externe sur l'interne.

2° *Preuves expérimentales*. En supprimant les lobes thyroïdiens, ou en détruisant l'appareil musculaire qui les bride, le trouble ne tarde pas à paraître dans les fonctions nerveuses centrales. Leur présence serait donc nécessaire pour harmonier le cours du sang qui se rend aux centres nerveux.

3° *Preuves pathologiques*. Tout accroissement anormal du corps thyroïde agit diversement, suivant qu'il est partiel ou total. Dans le premier cas, et s'il persiste, la circulation des centres nerveux n'en est que peu troublée ; mais il n'en est pas de même dans le second cas : alors surviennent la faiblesse intellectuelle, le développement de la face chez les goîtreux, la faiblesse musculaire chez les crétins, etc.

Ce sont les preuves de l'état pathologique que je me propose de développer, en traitant du goître d'abord, en y rattachant, comme conséquence, le crétinisme.

CHAPITRE DEUXIÈME.

DU GOÎTRE PROPREMENT DIT.

Le goître est une affection de la glande thyroïde, consistant en un gonflement plus ou moins considérable qui indique une irritation simplement nutritive, ou l'hypertrophie de ce corps, ou qui peut être de nature inflammatoire.

Au premier mode appartiennent les goîtres les plus nombreux, ceux qui sont endémiques et qui consistent dans la seule augmentation de volume : tumeurs presque toujours indolentes, sans changement de couleur à la peau, sans élévation de température, variables *quant au volume,* quelquefois considérable, de 60 gr. à 3 ou 4 kilogr., ordinairement en rapport avec la constitution des individus et avec la cause qui les produit ; plus considérable chez ceux qui ont la fibre lâche et molle, qui sont d'un tempérament lymphatique, que chez ceux plus forts et plus robustes doués d'un autre tempérament, le goître peut s'étendre d'un angle de la mâchoire inférieure à l'autre, et inférieurement jusque sur la poitrine. Les femmes et les enfants y sont plus prédisposés.

Quant à la forme, cette tumeur, quelquefois allongée, d'autres fois sphéroïdale, tantôt égale, tantôt

bosselée, située sur la partie antérieure et inférieure
du larynx, et sur les premiers anneaux de la trachée-
artère, dépasse plus ou moins ces limites, surtout
en bas et sur les côtés, suivant qu'elle est plus ou
moins volumineuse; elle accompagne le larynx dans
ses mouvements d'élévation et d'abaissement.

Quant à son apparition, elle a lieu ordinairement
de sept à huit ans; elle peut se manifester de meilleure heure. Fodéré a vu un enfant, à Saint-Remy en
Maurienne, chez qui cette tumeur s'était déclarée
cinquante jours après la naissance. L'âge mûr n'en
est pas exempt non plus. — J'ai vu des douaniers
âgés de plus de quarante ans, passant de la basse
Provence dans les Alpes, être affectés de goîtres
après six mois, un an de résidence.

*Quant aux conditions topographiques qui l'accompa-
gnent,* on avait d'abord regardé le goître comme une
maladie particulière aux habitants des bas-fonds,
des vallées qui sont particulièrement exposées aux
vents du sud et de l'ouest : vallées pour la plupart tortueuses et étroites, peu élevées au-dessus
du niveau de la mer, couvertes d'arbres de haute
futaie et à larges feuilles, d'arbres fruitiers entourant
les habitations. La température y est douce, uniforme
et humide. Des flancs de ces vallées coulent des torrents rapides et nombreux, et dont les eaux, lorsqu'elles sont arrivées dans la partie la plus basse, ont
dans beaucoup de localités un écoulement lent et
difficile.

Mais on l'a observé aussi dans plusieurs plaines, dans celles de Lagnasco, de Scarnafiggi, de Monasterolo, de Villa-Nova-Solaro (province de Saluces), dans celles de Carpignano, Ghemme et Pernate (province de Novare).

D'après Saussure, on avait généralement admis qu'au-dessus de 600 toises il n'y avait plus de goîtreux. — Des observations, ou plutôt des recherches plus exactes, en ont fait découvrir dans des localités qui dépassent l'élévation indiquée.

Mais il convient d'ajouter que, dans ces localités mêmes, la population ne présente plus les caractères inhérents à l'endémicité du goître : ainsi, pour en citer un exemple tiré de l'arrondissement de Barcelonnette, bien qu'on trouve encore quelques cas *isolés* de goître à Fours, à Foulfouse, à Maurin et à l'Arche, à 1,600 mètres d'élévation, la population y est saine et robuste, industrieuse, pleine d'activité.

Il n'est donc pas étonnant qu'à première vue, de Saussure et autres auteurs n'y aient pas rencontré de goîtreux.

Les pays situés au nord et très-froids n'en sont point exempts, puisqu'on lit dans les *Voyages de Gmelin en Sibérie* : « Les habitants du district de Kirenga et des bords du Léna, hommes et animaux, comme les bœufs, les vaches, sont sujets aux goîtres. On croit ici communément que les goîtres sont héréditaires, et que les enfants naissent avec ces sortes d'excroissances, ou du moins en apportent le germe;

mais ce sentiment n'est pas général, il n'est pas adopté surtout par ceux qui ont des goîtres et qui cherchent à sé marier. »

Je n'ai point observé dans les Alpes d'animaux qui en fussent attaqués.

Ainsi, puisqu'on rencontre cette maladie en plusieurs endroits du globe, en France, dans les Alpes, le Jura, la Bretagne, les Pyrénées, dans le département de la Somme, dans la Champagne, dans la vallée du Rhin, dans le Wurtemberg, la Saxe, le Hartz, la Bavière, dans le Valais, les Grisons, l'Argovie, dans les gorges profondes du Tyrol, de la Styrie, des monts Krapaths ;

En Amérique, dans les Cordillères, dans les Andes, d'après M. de Humboldt ;

Dans l'Inde, parmi les populations misérables des vallées profondes de l'Himalaya, dans celles du Dhoun, dans les îles de Java et de Sumatra ; suivant le rapport des voyageurs hollandais, dans le Bengale et au nord de la Chine ;

Chez les hordes tartares (Pallas) ;

En Afrique, sur les bords du Niger, ainsi qu'à Madagascar, parmi les races nègres ;

On ne saurait trop étudier cette affection et en approfondir l'influence sur l'ensemble de l'organisme.

Considéré *dans sa marche,* le goître se forme et s'accroît en général lentement.

Dans sa durée, il persiste souvent pendant toute la vie de l'individu.

Sa terminaison a lieu quelquefois par résolution spontanée chez ceux surtout qui émigrent du pays où ils ont contracté la maladie.

Plus ordinairement elle est provoquée par l'art.

D'autres fois le goître se termine par suppuration; mais alors elle succède à l'inflammation, soit que cette glande s'enflamme spontanément, soit qu'elle devienne le siége d'épanchements sanguins, ou de kystes purulents ou hydatiques, ou bien qu'elle soit convertie en une substance lardacée ou fibreuse, fibro-cartilagineuse ou osseuse, ce qui fait varier sa consistance.

Lorsque la glande s'enflamme, elle est douloureuse à la pression, rénitente au toucher, dans quelques cas chaude, rouge et luisante. Ce ne sont pas les goîtres les plus volumineux qui s'enflamment le plus souvent, ce sont les goîtres globuleux et arrondis, ceux surtout qui siégent à la partie antérieure et inférieure du larynx, gênés qu'ils sont dans leur développement par le sternum, qui les comprime. Ils deviennent parfois le siége de douleurs lancinantes.

Considéré *dans sa complication* avec d'autres maladies, le goître est quelquefois associé avec les scrofules, plus souvent avec le crétinisme. Il en résulte alors en plusieurs localités une race tellement dégénérée qu'en 1847 le canton de Turriers (Basses-Alpes), composé de onze communes, situé dans une région froide, ayant à fournir à l'armée un contingent de neuf hommes sur trente-quatre jeunes gens inscrits sur

la liste cantonale, le conseil de révision devant lequel
ces jeunes gens furent examinés, ne put en déclarer
que six propres au service; tous les autres furent
exemptés pour faiblesse de constitution, défaut de
taille, difformité, goître et crétinisme.

SYMPTOMES.

Nous avons déjà mentionné ceux qui se rattachent
à la forme et au volume; il nous reste à décrire ceux
qui proviennent des rapports avec les organes voisins, et par ces organes avec toute l'économie.

Ces symptômes sont *primitifs* ou *locaux*, *consécutifs* ou *généraux*.

Les premiers sont : la difficulté de respirer si le
goître est volumineux, l'altération de la voix, la
bouffissure ou la coloration en rouge de la face; souvent la peau du cou prend une couleur de cuivre, ses
veines se gonflent, deviennent variqueuses.

Les seconds résultent de l'obstacle apporté à l'hématose par une respiration incomplète, et à la circulation par la compression des vaisseaux sanguins.

D'abord l'influence du goître sur la respiration est
telle que le docteur Savoyen pense que la condition
veineuse est prépondérante chez tous les habitants
des vallées infectées par la quantité moindre d'oxygène absorbé [1], et par le défaut de matériaux nutri-

____

[1] Nous avons lieu de penser que les taches ou ecchymoses scorbu-
tiques que nous avons observées sur plusieurs individus porteurs

tifs dans les aliments. En effet, pour peu qu'on soit familiarisé avec l'aspect de ces populations, on remarque que les habitants ont le teint cachectique, une stature médiocre, peu d'énergie intellectuelle et de forces musculaires, et qu'ils sont enclins à la paresse.

« Les habitants des lieux, dit la commission sarde, où les causes d'insalubrité sont en plus grand nombre et où elles sévissent avec plus d'intensité, ont presque tous un aspect *cachectique;* les écrouelles et le rachitisme y sont assez fréquents.

» *La plupart* ont l'ossature énorme, une tête volumineuse, les articulations des extrémités inférieures d'une grosseur extraordinaire. . . . .

. . . .

. . . . Ils ne parviennent point à une taille élevée. Un bon nombre d'entre eux ont le goître, et ceux qui en sont exempts ont le cou gros et empâté; leur figure présente quelque chose de grossier et d'aplati; ils ont les zygomes saillants, et les yeux écartés de telle façon que leur physionomie présente du plus au moins un aspect stupide. »

Comme obstacle à la circulation, le goître influe d'autre part sur l'inégale distribution du sang artériel par les carotides.

La compression des carotides par le ganglion thyroïdien turgescent est un fait hors de doute pour qui-

d'un goître volumineux et pris en même temps d'anasarque, étaient dues à la même cause, à l'influence du goître sur la respiration et la mauvaise composition du sang.

conque a observé des goîtres un peu volumineux, et l'inégale distribution du sang dans les divisions de la carotide est le résultat inévitable de cette compression. —Je dois rappeler ici les observations de M. Maignien, précédemment mentionnées, sur l'éperon carotidien, qui fait alors **prévaloir** la circulation carotidienne externe sur l'interne; celle-ci ne distribuant plus aux lobes antérieurs du cerveau toute la quantité de sang qui doit les vivifier, gêne leur développement et le libre exercice de leurs fonctions.

Peut-on admettre comme rigoureusement vrai, ainsi que l'affirme le célèbre Fodéré, que, dès que le corps a pris son accroissement et que l'entendement est formé, le goître n'influe en rien ni sur l'un ni sur l'autre?

La difficulté de respirer habituelle au goîtreux, l'essoufflement au moindre exercice, l'accélération de la circulation, les battements violents du cœur, le soulèvement du goître par les fortes pulsations des carotides et des artères thyroïdiennes, le gonflement des veines de la face, provenant de l'embarras qu'elles éprouvent à se vider dans la veine cave supérieure, ne permettent pas d'accueillir dans le sens le plus absolu cette proposition, « que chaque partie a alors » une force de résistance suffisante pour s'opposer » aux causes générales de relâchement. »

Toutefois, le même auteur reconnaît que lorsque le goître se déclare avant l'âge de puberté, de sept à huit, neuf ou dix ans, on peut le pronostiquer longtemps auparavant aux signes suivants : l'enfant est très-beau, ses yeux sont grands, bleus et vifs, le visage est blanc et vermeil, la peau est fine et délicate, les cheveux sont blonds et la mémoire est active.

A l'époque où le goître se développe, tout change, et au fur et à mesure qu'il augmente en grosseur, les yeux deviennent ternes, le visage s'empâte et prend une couleur d'un blanc mat, les facultés de l'entendement s'obscurcissent. Quand la maladie est parvenue à son dernier accroissement et qu'elle est considérable, l'infortuné goîtreux respire difficilement, et ne peut plus prononcer les consonnes qu'avec peine; son corps basané et rabougri cesse de s'accroître; il semble qu'il n'y ait que le cou et les épaules qui profitent de la nourriture; les idées restent aussi telles qu'elles sont nées dans les premières années de l'enfance [1].

A ces traits, qui peut méconnaître l'influence que le goître exerce sur l'arrêt de développement de l'encéphale et du corps en général? Ne s'ensuit-il pas le premier et même le deuxième degré du crétinisme nettement formulé par Fodéré dans le passage sus cité?

Nous avons besoin d'entrer dans quelques détails pour prouver que le cerveau suit la loi d'évolution imposée à la formation, au développement de tous les autres organes; que si l'organogénésie est troublée, il en résulte tantôt des arrêts de développement, tantôt une irrégularité dans la structure, ainsi qu'on

---

[1] Fodéré, *Traité du goître et du crétinisme,* p. 69 et 70.

le voit dans les acéphales pour la vie intra-utérine,
et dans les crétins pour la vie extra-utérine.

Les observations de Harvey, de Malpighi, de
Haller et de quelques autres, ont prouvé que dans le
développement de certains animaux, comme les oiseaux, les organes se forment successivement; qu'ils
n'ont point entre eux, dès l'origine, les mêmes rapports de volume, de situation; que certains organes se
forment à diverses reprises et par portions séparées;
que celles-ci se réunissent en vertu d'une attraction
particulière très-puissante, et se confondent dans une
organisation qui devient alors commune. Ainsi, par
exemple, les deux ventricules du cœur restent d'a-
bord isolés avec leurs oreillettes respectives. Ils flot-
tent de la sorte pendant quelque temps dans le fluide
dont ils sont formés, et duquel se sont dégagés leurs
principes constitutifs; mais, entraînés bientôt l'un
vers l'autre, ils avancent, semblent se pressentir et
s'appeler par de vives oscillations; enfin, dans une
dernière secousse, la plus vive de toutes, ils s'appro-
chent et se collent, pour ne plus se séparer tant que
dure la vie de l'individu.

Ici se place une observation qui se rattache à notre
sujet. — Un professeur de l'Université m'assura un
jour avoir remarqué que plusieurs élèves qui, avant
la puberté, étaient en retard pour le développement
de l'intelligence et traînaient dans leur classe, l'a-
vaient étonné, arrivés à cet âge, par la rectitude de
leur jugement, par la vigueur de leurs compositions

et par leur aptitude à des travaux qui auparavant ne leur inspiraient que fort peu de goût.

Sans méconnaître ici l'influence que les organes générateurs exercent sur l'encéphale, il convient de faire la part qui revient au cerveau dans les diverses phases qui complètent son organisation. Ainsi les lobes antérieurs prennent de douze à quinze et dix-huit ans plus d'extension, le front s'agrandit dans tous les sens, et quand on dit d'un adolescent peu précoce en ses progrès : *Il faut attendre que le jugement se forme,* c'est, en langage physiologique, attendre que l'encéphale ait acquis tout son développement.

Ainsi les propriétés nouvelles que manifeste la combinaison résultent de l'ordre et de la disposition dans lesquels les principes se réunissent et s'arrangent ; en d'autres termes, elles résultent de l'organisation.

Ainsi l'illustre Cabanis fait judicieusement observer que ces affinités particulières qui déterminent la formation et le développement primitif de l'animal ne peuvent manquer de présider à ses développements ultérieurs ; que ses appétits et par conséquent ses besoins et ses passions, qui ne sont que ses appétits considérés sous certains points de vue ; que ses facultés, qui ne sont à leur tour que l'aptitude à recevoir certaines impressions et à exécuter certains mouvements ; en un mot, que tous les penchants et tous les actes qui constituent sa vie propre demeurent constamment soumis à ces mêmes affinités, modifiées suivant les différents états par lesquels peut passer la *combinaison sentante* ou l'*animal*. Mais ces affinités, qui déterminent la formation et le développement primitif de l'animal, et qui président à son accroissement, peuvent être modifiées de différentes manières. — C'est par l'éleveur et l'horticulteur que nous a été révélée notre puissance en matière d'organisation.

Cet animal est estimé pour sa toison, on prétend perfectionner les qualités de sa laine; celui-ci compte parmi les bêtes alimentaires, on veut accroître la masse de ses parties charnues, réduire le volume de ses os, donner à sa viande des qualités supérieures; de ce troisième animal, on veut faire un coureur de premier ordre; à cet autre enfin, destiné à traîner de lourds fardeaux, on demande une force incomparable.

Ici on désire supprimer tels organes inutiles, là développer certaines parties, ailleurs disjoindre celles que la nature a réunies. Dans d'autres cas, on voudra opérer sur les facultés, comme on a fait précédemment sur les organes, développer celles-ci, étouffer celles-là, les détourner de leur but, leur en assigner un nouveau, etc.

L'horticulteur transforme à volonté les étamines en pétales, les pistils et la capsule en tiges, et le calice en feuilles.

Ainsi on souhaiterait dans certaines parties de cette fleur des formes, des couleurs différentes de celles qu'elles ont naturellement : c'était une modeste fleur des champs, on en veut faire l'ornement de nos parterres. Dans le fruit de cette plante, on demande plus de volume, une chair plus abondante, une plus grande quantité de principes nutritifs, une saveur plus délicate : c'était un fruit âcre, indigeste; il méritera de figurer sur nos tables.

Le principe nouveau auquel conduisent les faits est celui-ci : « *Les êtres varient sous l'influence des milieux ; leurs variations dépassent en importance les limites des espèces, et se transmettent par voie de génération.* »

Les principales circonstances dont la nature a besoin, et dont elle se sert encore chaque jour pour varier tout ce qu'elle continue de produire, naissent :

De l'influence des climats;

De celle des diverses températures de l'atmosphère et de tous les milieux environnants;

De celle de la diversité des lieux et de leur situation;

De celle des habitudes, des mouvements les plus ordinaires, des actions les plus fréquentes;

De celle des moyens de se conserver, de la manière de vivre, de se défendre, de se multiplier, ce qui comprend aussi les altérations maladives.

Les circonstances au sein desquelles vivent les êtres variant continuellement, amènent des mutations dans leurs habitudes, une manière nouvelle d'exister.

De ces nouvelles habitudes résultent des modifications dans la nature et la consistance des organes, ainsi que dans les formes des parties; des formes nouvelles amènent à leur tour de nouvelles facultés, et ces variations se propageant par la génération, il se forme nécessairement de nouvelles espèces, de nouveaux genres, et même de nouveaux ordres.

La conformation des individus et de leurs parties, leurs organes et leurs facultés, etc., sont uniquement le résultat des circonstances dans lesquelles chaque espèce et toute sa race s'est trouvée assujettie par la nature, et des habitudes que les individus de cette espèce ont été obligés de contracter.

Tel est le système de Lamarck; il repose, comme on voit, sur les quatre points suivants :

1° La variabilité des milieux;

2° L'influence des milieux sur les habitudes des êtres;

3° L'influence de l'habitude, ou plus généralement de la fonction sur l'organe;

4° L'influence de l'organe sur les habitudes ou sur la fonction.

Soit que l'on incline vers l'opinion de Cuvier pour la fixité des espèces, plutôt que vers la théorie de Lamarck pour la variabilité indéfinie, ou vers celle de M. Isidore Geoffroy Saint-Hilaire pour la variabilité limitée, on ne saurait mettre en doute les influences hygiéniques ou morbides pour modifier profondément les caractères des êtres vivants.

C'est pourquoi, si l'on veut acquérir des notions justes sur l'origine du crétinisme, il ne faut pas en rapporter les causes uniquement et principalement au milieu ; car si nos connaissances réelles sont relatives, d'une part, au milieu en tant que susceptible d'agir sur nous, et d'une autre part à l'organisme en tant que sensible à cette action ;

Si les opérations de notre intelligence, comme phénomènes vitaux, sont incontestablement subordonnées, comme phénomènes humains, à cette relation fondamentale entre l'organisme et le milieu, dont le dualisme constitue la vie ;

Nos connaissances dérivent aussi d'un troisième terme, de l'action qu'un organe exerce sur les organes voisins par les changements profonds qu'il a subis dans sa contexture, dans son volume : ce sont là des effets tertiaires qu'il ne faut pas, en pathologie, attribuer au milieu ambiant ; car cette manière de voir peut conduire à agir uniquement sur le milieu, quand il s'agit d'agir sur l'organe ; et comme il n'est pas toujours en notre pouvoir de changer le milieu ambiant, nous devons nous attacher à modifier l'organe à l'aide des agents que fournit la thérapeutique, agents qui, dans la majorité des cas, le rendent ensuite réfractaire à l'influence délétère du milieu.

Aussi le célèbre auteur des rapports du physique et du moral de l'homme a-t-il démontré que le cerveau passe par différents états, dont chacun répond par la diversité de ses manifestations à la diversité

des âges, des sexes, des climats, du régime, des
tempéraments, des maladies.

Cabanis n'a eu garde de passer sous silence les
effets de quelques maladies qui dégradent en même
temps les solides et les fluides. « En effet, ajoute-t-il,
des fluides grossiers mal élaborés obstruent les organes, y troublent l'action de la vie, empêchent leur
développement ou leur font prendre un volume excessif. En changeant les proportions du volume de
ces organes, ces maladies dérangent leurs fonctions,
altèrent les humeurs qu'ils préparent, dénaturent
l'ordre de leur influence sur le système.

» De cette altération résultent des combinaisons
entièrement nouvelles dans la structure même des
solides, et, par suite, à ces nouvelles combinaisons
sont dus tantôt l'accroissement de la masse cérébrale
et l'excitation plus vive des fonctions du centre commun, tantôt la dépression de cette même masse, et
la difficulté des mouvements dont ses fonctions se
composent.

» Nous prendrons pour premier exemple les vices
de la lymphe, manifestés par l'engorgement du système glandulaire. Au degré le plus faible, ces vices
introduisent dans l'économie animale des désordres
qui ne s'étendent pas au delà des organes affectés.
Cependant les obstructions du mésentère, la formation des tubercules dans le poumon, la dégénération
de la substance même du foie, du pancréas et des humeurs qu'ils sont destinés à filtrer, les engorgements

des ovaires et de la matrice, toutes affections congénères qui s'observent fréquemment dans la diathèse écrouelleuse, viennent bientôt exercer une influence plus ou moins considérable sur tout le système....

» Nous ne parlerons point de ces cas où l'engorgement est si général et si complet qu'il étouffe la sensibilité de tous les organes et produit la stupidité la plus absolue : dans certains pays montueux où les goîtres sont endémiques, on remarque cette espèce d'engorgement chez un certain nombre de sujets désignés sous le nom de *crétins*. »

Il est à regretter que Cabanis n'ait pas observé les crétins de plus près, et qu'il n'ait fait qu'effleurer cette question. Le mémoire qui traite de l'influence des maladies sur la formation des idées prouve que l'auteur, embarrassé de la multitude d'objets que présentait cet examen, s'était borné à considérer les plus essentiels, qu'il avait choisi presque au hasard, comme il en convient lui-même, et développé sans ordre ses exemples et ses preuves, en ajoutant qu'on ferait encore facilement sur le même sujet un mémoire beaucoup plus étendu, et en terminant par les conclusions suivantes :

1° L'état de maladie influe d'une manière directe sur la formation des idées et des affections morales ;

2° L'observation et l'expérience nous ayant fait découvrir les moyens de combattre, assez souvent avec succès, l'état de maladie, l'art qui met en usage ces moyens peut donc modifier et perfectionner les opérations de l'intelligence et les habitudes de la volonté.

Le développement de cette seconde proposition devait entrer dans le plan d'un ouvrage particulier, et l'auteur avait annoncé dans la préface qu'il espérait pouvoir y joindre le tableau d'une suite d'expériences sur les dégénérations et les transformations animales.

Les observations suivantes tendent à prouver : 1° que des dérangements généraux dont l'origine paraît d'abord obscure reconnaissent pour cause les proportions considérables qu'acquiert le volume d'un organe ; 2° qu'en ramenant l'organe hypertrophié à ses dimensions normales on rétablit l'équilibre dans tout le système.

PREMIÈRE OBSERVATION.

Goître.—Œdème chronique des extrémités inférieures,
suivi d'anasarque.

Un proscrit, goîtreux d'ancienne date, âgé de cinquante-quatre ans, d'un tempérament lymphatico-sanguin, obligé, pour se soustraire, dans son pays, aux poursuites dirigées contre lui, de se cacher dans des souterrains, où il passait souvent les jours et les nuits, contracta des douleurs rhumatismales avec œdème chronique des jambes et des cuisses.

Las enfin de ce genre de vie qu'il menait depuis sept à huit ans, il préféra quitter son pays et chercher le repos dans une terre étrangère.

Mal dispos qu'il était, il franchit à pied, à force de fatigues et par un temps très-froid, au commencement de l'hiver, une montagne très-élevée et couverte de deux pieds de neige.

A son arrivée dans ma commune, il me fit appeler. Il était dans l'état suivant : la face violacée, l'embarras de la respiration considérable, la peau des mains, des avant-bras et des bras, et celle des extrémités inférieures, de couleur terreuse, avec sensibilité très-obtuse au tact (ce que j'attribuai à un commencement de congélation, car le malade, peu accoutumé au grand air, avait beaucoup souffert du froid), la bouffissure du corps générale, et l'engorgement des jambes et des cuisses encore plus marqué qu'auparavant, le pouls d'ailleurs plein, fort et fréquent. L'auscultation des poumons et du cœur ne me fit reconnaître aucune lésion de ces organes, mais l'expansion pulmonaire beaucoup moins grande que dans l'état normal. — Saignée de 500 grammes, qui fut réitérée le lendemain; tisane de chiendent nitrée.

L'état du malade était sensiblement amélioré quelques jours après, sous le rapport de l'enflure générale; mais bien que la difficulté de respirer ne fût plus aussi grande, elle causait encore beaucoup de peine au malade, vu, nous disait-il, qu'elle lui était habituelle, ainsi que l'œdème chronique des jambes et des cuisses, qui persistait, et contre lequel on avait vainement fait un traitement par les diurétiques et des purgatifs dans son pays.

Le goître, volumineux et à trois lobes, avait dans son diamètre transversal 30 centimètres; la voix rauque et chaque inspiration bruyante me firent penser que la difficulté de respirer cesserait si nous parvenions à opérer la diminution du goître, et que celle de l'œdème suivrait aussi, s'il s'établissait plus de liberté dans la respiration et la circulation.

A cette fin, le malade fut mis à l'usage d'une poudre dont l'hydriodate de potasse formait la base. Cette préparation, dont je donne plus loin la formule, fut employée en frictions sur la langue.

Un mois après, le goître avait perdu le tiers de son volume, la dyspnée était moindre, l'œdème des jambes et des cuisses aussi.

Vingt jours après, le goître se trouva réduit au tiers de son volume primitif, avec soulagement encore plus notable dans la respiration; l'œdème se bornait autour des malléoles et aux pieds. Je joignis alors au traitement par la poudre en frictions, l'application sur la tumeur de la ouate saupoudrée de 80 centigrammes d'iode pur, repliée sur elle-même et recouverte d'un taffetas ciré. Les vapeurs iodées agirent d'abord comme rubéfiantes au bout de trois ou quatre jours, puis comme vésicantes : la ouate et le taffetas furent enlevés et appliqués sur la partie antérieure de la poitrine; pour que l'absorption des vapeurs iodées continuât, la plaie, semblable à celle produite par le vésicatoire, fut pansée avec le cérat simple.

J'attendis encore environ trois semaines que la

peau du cou, qui avait été jaunie et rubéfiée avec vésication, fût moins sensible à l'action de nouvelles vapeurs d'iode, et je la recouvris de nouvelle ouate renfermant 60 centigrammes d'iode, afin d'obtenir la plus forte réduction possible du goître.

Huit jours après la ouate fut enlevée, à cause de l'impression irritante des vapeurs iodées, et réappliquée sur la région sternale.

Enfin, au bout d'un mois, ce qui restait d'un goître si énorme était à peine sensible ; le corps thyroïde était flasque, la respiration nullement bruyante, l'œdème des extrémités inférieures avait complétement disparu, la peau, dont l'épiderme était renouvelé, avait recouvré toute sa sensibilité ; le retour de l'embonpoint et des forces annonçait le bon état de l'organisme, son heureux changement, qui se peignait principalement sur la figure, le regard de morne devenu vif et serein, l'épanouissement des traits maintenant saillants d'empâtés qu'ils étaient, la bonne coloration, l'animation du teint, annonçaient les modifications que la respiration plus libre avait introduites dans l'hématose et la richesse du sang.

DEUXIÈME OBSERVATION

Servant, par comparaison, de complément à la précédente.

La dyspnée occasionnée par le goître est assez connue ; mais ce qui l'est moins, c'est le trouble que cette tumeur ou tout autre obstacle analogue, agissant mécaniquement sur la respiration, va susciter dans l'économie entière, au point de rompre l'équilibre entre l'exhalation et l'absorption.

C'est aussi le rétablissement de ces fonctions dès que l'art est parvenu à faire disparaître l'obstacle.

Voici une observation remarquable de Baglivi sur le même sujet.

« Un avocat de haute taille, ayant beaucoup d'embonpoint, et la face rouge, livré presque sans relâche à l'étude et aux travaux de sa profession, avait porté pendant près de neuf ans dans la narine gauche, un polype qui lui gênait la respiration, et qui l'empêchait d'exécuter facilement l'acte de l'inspiration ; — néanmoins il dormait et mangeait bien, les évacuations alvines étaient naturelles, et du reste il ne ressentait aucune incommodité, seulement l'abdomen prenait de jour en jour un plus grand développement, et les pieds enflaient considérablement ; — cet avocat suait au moindre mouvement, il respirait difficilement lorsqu'il faisait quelque marche ; car c'était surtout alors que le polype rendait la respiration difficile : aussi le ventre, ainsi que les pieds, se tuméfiait de plus en plus ; enfin il se fit extirper la tumeur par un habile chirurgien.

» La liberté fut rendue à la respiration, et, chose étonnante, en vingt jours l'abdomen diminua de deux palmes ; bientôt après les pieds perdirent aussi leur tuméfaction, et le malade guérit.

» Sa figure était colorée et naturelle ; en conséquence,

le gonflement du ventre était dû non à des obstructions dans les viscères, mais à une gêne qu'éprouvait
la circulation du sang dans l'abdomen : l'air ne péné-
trant plus facilement dans les poumons, à cause de la
présence du polype, ralentissait la respiration ; les
liquides des poumons n'étaient pas soumis à une aussi
forte pression que cela était nécessaire pour l'intégrité
de la santé dans un corps aussi considérable, et ce
ralentissement dans le cours du sang produisit le gonflement des pieds et la tuméfaction du ventre : accidents qui disparurent dès qu'un libre accès eut été
rendu à l'air dans les poumons [1]. »

TROISIÈME OBSERVATION.

Goître. — Battements violents du cœur. — Ampliation
du ventricule gauche.

Jean-Jean, âgé de dix-huit ans, tempérament
sanguin, poitrine bien conformée, issu d'une mère
goîtreuse, se plaignait depuis six mois environ d'essoufflement, de faiblesse générale et principalement
de lassitude dans les jambes, ce qui l'obligea de
renoncer à sa profession de berger, ne pouvant plus
suivre son troupeau sur la montagne, plusieurs mois
avant qu'il vînt nous consulter.

Nous constatâmes l'existence d'un goître dont les
proportions s'étaient considérablement accrues dans
ces derniers temps, et qui rendait la respiration
courte et la voix rauque;

[1] Baglivi, *De sanguine et de respiratione*, p. 458.

Des battements violents du cœur, et, par l'auscultation, un commencement d'ampliation du ventricule gauche; pouls fort, plein et fréquent; fonctions digestives bonnes, appétit excellent; face un peu bouffie; coloration en rouge vif des pommettes.

Nous aurions pu saigner le malade d'après les indications tirées du pouls; mais en pensant que cet état maladif dépendait principalement des progrès du goître, pour ne pas compliquer le traitement par deux médications qui nous laisseraient dans l'incertitude sur leur efficacité respective, nous préférâmes le diriger uniquement contre le goître.

A cette fin, nous appliquâmes sur la tumeur un carré de coton cardé saupoudré de 60 centigrammes d'iode pur, puis replié sur lui-même et recouvert en dehors d'un taffetas ciré.

Coloration subite en jaune des téguments par les vapeurs iodées; sensation de cuisson pendant trois heures; vésication quarante-huit heures après.

Le malade laissa la ouate à demeure sur la tumeur, que nous examinâmes dix jours après. — Le corps thyroïde avait déjà perdu le tiers de son volume : respiration moins gênée, pouls moins fréquent, sentiment de faiblesse moindre, battements du cœur moins violents.

Quinze jours après, l'amélioration était encore plus sensible. Nous attendîmes encore deux semaines pour renouveler l'application de l'iode, afin de débarrasser promptement ce jeune homme de sa tumeur.

Cette fois, disparition complète du goître; respiration, battements du cœur et du pouls à l'état normal; animation de la figure; retour des forces.

Le sujet, rendu à la santé, se place en apprentissage chez un menuisier; le bien-être se maintient.

M. Gallois rapporte dans la thèse dont il a déjà été fait mention, une observation d'emphysème pulmonaire et de maladie du cœur coexistant avec un goître volumineux, plus une autre observation d'apoplexie cérébrale. Voici ces deux faits :

PREMIER FAIT.

« Sur le cadavre d'une femme morte à la Clinique (février 1848, à Lyon), d'un emphysème pulmonaire et d'une maladie organique du cœur, nous avons trouvé la thyroïde cinq fois plus volumineuse qu'à l'état normal : rouge, violacée à l'intérieur, couverte de réseaux veineux très-développés, disposée en forme de croissant, sans inégalités ni bosselures sensibles, entourée d'une enveloppe mince en avant, épaisse en arrière, adhérente au tissu de la glande elle-même au moyen de plusieurs lames de tissu cellulaire. La texture, normale en certains points, présentait en d'autres des corps blancs cartilagineux, des foyers apoplectiques, une série de petits kystes, tantôt à parois molles et renfermant une liqueur rougeâtre, gélatineuse, tantôt à parois dures, épaisses, tapissées à l'intérieur d'une membrane inégale, rugueuse et pleine d'un liquide séreux, poisseux, avec de petites paillettes dorées, offrant tous les caractères de la cholestérine.

» Le corps thyroïde, même volumineux, ne prévient pas toujours l'apoplexie cérébrale, quand les vaisseaux carotidiens échappent à sa compression. Je lis, en effet, dans l'une de mes observations :

SECOND FAIT.

» Sur un sujet vigoureusement constitué, qui avait succombé à une apoplexie cérébrale en novembre 1848 (Hôtel-Dieu de Lyon, salle Sainte-Marie, n° 3, service de M. Peyraud), nous avons trouvé, outre un énorme caillot sanguin dans le lobe antérieur du cerveau au côté droit, les particularités suivantes dans le corps thyroïde : glande volumineuse couverte de réseaux veineux; muscles distendus, aplatis, élargis; constituée par deux lobes égaux, cette glande s'enfonçait inférieurement sous le sternum et sous la clavicule; elle était pourvue d'une colonne ou pyramide naissant du lobe gauche : chaque lobe offrait un décimètre de hauteur, et le diamètre transverse du corps thyroïde s'élevait à neuf centimètres.

» *Les vaisseaux carotidiens et les nerfs étaient refoulés sur les côtés.* — Dans le tissu propre, on trouvait :

» 1° Quelques petits noyaux blanc-jaunâtre, durs, ostéiformes, avec une cavité complétement vide;

» 2° Des kystes à parois cartilagineuses ou simplement formés d'une membrane mince, et renfermant un liquide visqueux, jaunâtre, de la consistance du miel;

» 3° D'autres kystes remplis de caillots sanguins assez fermes;

» 4° Enfin des épanchements récents, des foyers sanguins où les caillots auraient refoulé le tissu cellulaire.

» On pouvait retrouver encore les traces de la déchirure des vaisseaux : les veines étaient fort développées, le tissu de la thyroïde offrait çà et là des parties saines et des épanchements. »

De ces deux observations que l'auteur rapporte dans l'intention surtout : 1° de prouver la texture infiniment vasculaire de la thyroïde, et les épanchements sanguins ou foyers apoplectiques provenant de la rupture de ses vaisseaux;

2° D'attribuer au corps thyroïde les fonctions de *diverticulum* du sang qui, arrivant au cerveau en trop grande abondance, aurait pour effet la congestion et la compression de ce viscère, s'il n'existait sur le trajet des courants veineux un organe qui, par son ampliation, reçoit d'abord une certaine quantité de sang, puis tuméfié, réagit ensuite plus efficacement en comprimant les vaisseaux carotidiens;

Je tire une autre explication en analysant le résultat de ces deux autopsies. D'après la connexion du goître avec d'autres lésions anatomiques, j'infère qu'à la tumeur du corps thyroïde étaient dus vraisemblablement, dans le premier cas, l'emphysème pulmonaire, et la maladie du cœur et l'apoplexie cérébrale dans le second. J'ajouterai que le corps thyroïde volumineux, loin de prévenir l'apoplexie par la compression qu'il exerce sur les vaisseaux carotidiens, peut la déterminer en comprimant la veine ugulaire interne, car le cerveau se trouve alors placé ;entre l'ondée artérielle, poussée par l'énergique impulsion du cœur, et le refoulement du sang veineux. Cette turgescence, produite par la stase sanguine, peut être fatale au cerveau, de même que la compression des vaisseaux carotidiens peut l'être pour le cœur : la dilatation et même la rupture de cet organe peuvent en être la conséquence.

M. le professeur Fusch de Gœttingue montra, en 1842, à M. Bouchacourt, un goître énorme qui paraissait peu saillant en avant durant la vie du malade, mais qui s'était développé en arrière et sur les côtés; les deux carotides comprimées contre la colonne vertébrale s'étaient dilatées au-dessous, et avec elles le ventricule gauche. Les parois de ce dernier, amincies et ramollies, finirent par se déchirer; on voyait sur la pièce conservée dans l'alcool une déchirure à bords saillants, longue de 15 millimètres, par laquelle le sang s'était fait jour et avait amené la mort. (*Bull. de thérap.*, t. XXVII, p. 194; 1844.)

CHAPITRE TROISIÈME.

ANATOMIE PATHOLOGIQUE.

Le plus ordinairement le tissu propre de la glande thyroïde n'est pas altéré, il n'y a qu'accroissement de son volume.

Son parenchyme éminemment vasculaire a beaucoup d'analogie avec la structure du placenta.

Quelquefois une partie de cette glande est saine, d'autres fois tous les lobes sont affectés.

On y observe tantôt des kystes fibrineux et séreux ;

Tantôt des épanchements sanguins plus ou moins anciens ou récents, des caillots organisés en couches concentriques ;

Tantôt des concrétions cartilagineuses et osseuses, ou des cavités remplies de cholestérine, à parois vésiculeuses, qui ne paraissent dues qu'aux granulations de la tumeur qui ont augmenté de volume, de même que les vaisseaux sanguins et les nerfs qui s'y rendent. — Toutefois, la disproportion de calibre entre ses veines et ses artères est à noter.

Dans quelques cas, les veines thyroïdiennes, largement dilatées, dépassent le calibre ordinaire des jugulaires internes, tandis que celui de son système artériel n'avait éprouvé que peu d'altération ; mais, le plus communément, la dilatation se fait dans les carotides par la compression que le goître exerce sur ces artères.

M. Gallois cite un cas d'atrophie du nerf récurrent par cette tumeur.

A la même cause sont dues l'aplatissement de la trachée et la diminution de son calibre.

CHAPITRE QUATRIÈME.

DIAGNOSTIC DIFFÉRENTIEL.

Les caractères différentiels du goître et des affections avec lesquelles on pourrait le confondre varient suivant qu'il s'agit de la thyroïdite, soit aiguë, soit chronique, ou de l'hypertrophie de ce corps.

La thyroïdite ou goître inflammatoire a une marche aiguë et rapide; l'hypertrophie du corps thyroïde, au contraire, affecte une marche lente et chronique; de plus elle est indolente.

Dans la laryngite et la trachéite, il y a altération de la voix comme dans le goître aigu; mais, d'ailleurs, absence de tumeur.

Dans le goître suffocant, l'anxiété, la difficulté de respirer viennent de ce que la tumeur étant cachée en grande partie par le bord supérieur du sternum, cet os s'oppose à sa libre expansion en dehors et la force de comprimer la trachée, ce qui cause au malade de la raucité dans la voix avec un sentiment de suffocation que la pression augmente; tandis que dans la thyroïdite, la difficulté de respirer vient de l'augmentation de volume due à l'inflammation.

Dans le goître emphysémateux, on sent au toucher une crépitation manifeste due à l'infiltration de l'air dans le tissu cellulaire, et la tumeur donne à la percussion un son clair.

L'hypertrophie du corps thyroïde se distingue du squirrhe en ce que, dans ce dernier cas, sa surface est dure et bosselée, son volume moindre; que la tumeur est le siége de douleurs lancinantes, ce qui, joint à l'état général du malade, vient éclairer le diagnostic.

Les engorgements scrofuleux des ganglions lymphatiques du cou ne sauraient être confondus avec l'engorgement simple et uniforme de la glande thyroïde : les premiers sont formés par l'agglomération des glandes lymphatiques, dont la saillie, la résistance, la disposition, ne sont pas les mêmes dans tous les points de la tumeur principale. Le diagnostic présenterait plus de difficulté s'il s'y joignait, en même temps, l'inflammation de l'un ou des deux muscles sterno-mastoïdiens, ainsi que j'en ai rencontré un exemple chez un sujet scrofuleux; mais le siége de la douleur, la marche de la maladie, la nature du gonflement et la voix qui ne subit point d'altération feront éviter l'erreur.

Dans les phlegmons du cou, la formation de la tumeur est plus rapide, il y a changement de couleur à la peau et fièvre intense.

Dans les abcès froids qui se montrent dans la région thyroïdienne, la fluctuation est plus sensible que celle que donnent les foyers sanguins apoplectiques, lesquels ont lieu quelquefois dans le corps thyroïde.

Lorsque le goître est borné à un seul côté du cou, et dans le cas de simple hypertrophie, les mouvements que l'artère carotide lui imprime pourraient le faire prendre pour une tumeur anévrismale; mais dans l'anévrisme, les pulsations sont l'effet de la dilatation du sac anévrismal et se font sentir dans toutes les directions.

Dans le goître, elles dépendent du déplacement de la tumeur que l'artère carotide soulève à chaque contraction du cœur : aussi les battements se font-ils sentir sur le devant de la tumeur et presque pas sur les côtés. Joignez à cela que dans l'anévrisme de l'artère carotide primitive les pulsations existent dans quelque position que soit la tête, tandis que dans le goître et les autres tumeurs situées sur cette artère, les battements s'affaiblissent et cessent même presque entièrement; lorsque la tête est inclinée en avant et du côté de la tumeur, celle-ci est alors assez éloignée de la carotide pour que les mouvements qu'elle reçoit de cette artère deviennent moins forts (Boyer).

PRONOSTIC.

Il est ordinairement peu fâcheux pour l'hypertrophie simple du corps thyroïde, au point de vue de la santé générale; mais sous le rapport des effets héréditaires primitifs ou consécutifs, il mérite une sérieuse attention. Nous entrerons, à cet égard, dans de plus longs développements à l'endroit du crétinisme.

Par les rapports que les goîtres volumineux ont avec les organes voisins, ils gênent les fonctions respiratoires et circulatoires, et troublent celles du cerveau lui-même.

La thyroïdite aiguë abandonnée à elle-même peut amener de graves accidents, même la mort.

En général, les goîtres récents offrent d'autant plus d'espoir de guérison que les sujets sont moins âgés, et que ce sont des femmes ou des enfants.

CHAPITRE CINQUIÈME.

CAUSES DU GOÎTRE. — CONSIDÉRATIONS GÉNÉRALES.

Suivant le point de vue où se sont placés les auteurs qui ont étudié le goître, ils l'ont attribué à des causes très-variées, telles que l'humidité de l'air, la nature des aliments, les eaux de neige.

Nous examinerons séparément chacune de ces opinions, puis celle de M. Chatin qui attribue la fréquence du goître et du crétinisme à une moindre proportion d'iode contenue dans l'air, les eaux et les plantes.

Des vallées basses, tortueuses et circonscrites par des montagnes très-élevées, où le sol favorable à la végétation est garni d'arbres à fruit ou recouvert de marécages provenant le plus souvent du débordement des eaux des fleuves ou des rivières;

Des habitations basses, rendues impénétrables aux rayons solaires par les arbres à larges feuilles qui les ombragent, et dont les vastes branches retiennent les brouillards rampants qui couvrent l'horizon avant et quelque temps après le lever du soleil, alimentent l'évaporation humide qui résulte des vapeurs telluriques et de celles que fournissent les eaux d'irrigation, ordinairement si abondantes qu'elles coulent en nappe le long des chemins ou sous forme de petits ruisseaux, dérivées ensuite après un trajet plus ou moins long et retenues en stagnation sur les prairies qu'elles fertilisent. Voilà les raisons qui ont dû faire penser au voyageur que l'air de ces vallées tenait habituellement en dissolution une plus grande quantité d'eau que l'atmosphère des autres pays, et que ce pouvait bien être la cause qui altérait et défigurait la population de ces vallées, si peu en rapport avec la richesse du sol, qu'il apparaît, à première vue, que l'une n'a pas été faite pour l'autre.

Depuis que Saussure a regardé l'air humide des vallées qu'il a traversées comme la cause du goître, tous les auteurs qui ont écrit sur le même sujet ont été du même avis jusque dans ces derniers temps, où MM. Grange et Bouchardat ont ébranlé cette opinion, et cherché à faire prévaloir celle qui fait dépendre ces affections des eaux chargées de sulfate de magnésie suivant le premier, et de sulfate de chaux d'après le second.

Bien que l'opinion de Saussure ne règne plus exclusivement, elle compte encore beaucoup de partisans et mérite bien, par la célébrité d'un nom qui fait autorité pour beaucoup de gens, que nous en discutions la force et la valeur par des observations comparatives.

Et d'abord, sans quitter la zone des villages infectés de goître et de crétinisme, si l'action des vapeurs aqueuses en était la cause principale, on ne l'observerait pas à Réautier (Hautes-Alpes), qui n'est séparé que par la Durance de la commune de Risoul, où le goître et le crétinisme sont si multipliés et dont les conditions de localité sont tout à fait différentes.

A Réautier, habitations bâties sur le roc, exposition tout à fait méridionale et à mi-côte, renouvellement de l'air par le vent, point d'arbres à larges feuilles qui les ombragent, sol aride et rocailleux planté de vignes, et pourtant les goîtreux et les crétins y abondent.

Même observation applicable à la commune d'Eygliers.

Si nous passons en Piémont, en traversant les Alpes par le col de la Madeleine, parvenus à Vinadio et à Aisone, mais à Aisone principalement, nous rencontrons beaucoup de goîtreux et de crétins ; et cependant ce village est dans les meilleures conditions de salubrité, d'exposition solaire, de disposition des habitations (car toutes les écuries sont hors du village), d'éloignement des arbres à fruit et d'arbres forestiers.

Ici, peu ou presque point de noyers ni de châtaigniers. La Stura, qui baigne le roc sur lequel Aisone est bâti, est une petite rivière d'un cours assez rapide et qu'on passe aisément à gué, hors le temps d'orage.

Ainsi, peu d'évaporation résultant de ses eaux dans cette vallée déjà assez évasée.

Par contre, on devrait rencontrer le goître à l'état endémique dans la zone plus élevée des pays voisins, à 15 et 1800 mètres, privés de soleil pendant presque tout l'hiver, couverts de neige et de glace, et où l'action de l'humidité dure presque toute l'année à Brezesio, à l'Argentière, en Piémont, à Vars, à Ceillac et dans toutes les communes de Queirasc (Hautes-Alpes), dont je vais exposer la manière de vivre.

Les maisons bâties ordinairement à mi-côte, sur un terrain plus ou moins incliné, sont adossées au terrain; le mur qui le soutient et qui fait partie de la maison touche au terrain jusqu'à peu de distance du toit, disposition qui facilite la rentrée des récoltes, en permettant d'introduire les bêtes de somme avec leur chargement dans la grange, ce qui dispense de l'établissement des tours et des poulies et est beaucoup plus expéditif.

Vers la fin d'octobre ou au commencement du mois de novembre, les habitants passent en partie leurs journées, et bientôt leurs veillées, dans une écurie creusée et bâtie en partie dans la terre, et dans laquelle ils vivent en société avec leurs bestiaux. — L'air de ces étables est tellement humide par la vapeur pulmonaire résultant de la respiration des animaux, et par les exhalaisons et les vapeurs du fumier en fermentation, qu'après quelques heures de séjour dans cette atmosphère les vêtements s'imprègnent de ces vapeurs, et fument si l'on se place ensuite près d'un feu de cheminée ou d'un poêle.

C'est de ces vêtements constamment humides que les habitants sont doublés comme d'une cuirasse.

Dans la vallée du Queirasc, l'habitude est encore dans quelques villages de coucher dans les écuries. Paillasse, draps de lit et couvertures sont plus humides que les habits; aussi, tous les quinze jours, on sort au grand air tout ce qui concerne le lit, et on le laisse exposé pendant quelques heures aux pâles rayons du soleil.

Dans ces étables ou plutôt dans ces caveaux, les fumiers restent entassés pendant plus de six mois, parce que l'on a besoin de la chaleur résultant de la fermentation du fumier pour réchauffer la famille, celle que donnent l'entassement et la respiration des bestiaux serait insuffisante. — L'hygromètre y atteint le plus haut point de saturation.

Ainsi, excès d'humidité d'une part, privation de l'action solaire de l'autre, attendu que la chaîne élevée des montagnes ferme en cette saison au soleil l'accès des vallées, et que ses rayons obliques ne les visitent que pour peu de temps à travers les rares échancrures des rochers.

Voilà pour la saison d'hiver. En mars et en avril s'effectue la fonte des neiges, qui grossit les eaux des torrents et des rivières. C'est pour les habitants le débordement du Nil avec quelques-uns de ses inconvénients, moins ses avantages.

Les végétaux ou plantes herbacées que couvrait la neige, ramollis maintenant et macérés par les eaux, se putréfient, altèrent la constitution de l'air par des exhalaisons qui ont beaucoup d'analogie avec les émanations paludéennes. On n'aura pas des fièvres intermittentes bien marquées, mais bien des affections que signalent des frissons, des horripilations vagues, et qui ne cèdent qu'au kina ou à ses préparations.

Alors commence l'ouverture des pacages. L'écurie va perdre une grande partie de ses habitants. C'est l'époque où le froid humide agit avec plus d'intensité sur ceux qui restent, jusqu'à ce que les chaleurs de juillet et de la première quinzaine d'août en purgent l'atmosphère.

Hélas! un proverbe qui n'est que trop vrai date le commencement de l'hiver, dans ces pays, de la mi-août [1]; les rosées du matin blanchissent les prairies de la montagne; les douaniers du mont Genèvre et des autres parties élevées des Alpes, couchés dans leurs sacs à pied, sont couverts de givre; les fau-cheurs et autres personnes occupées de la fenaison passent les nuits dans des cabanons humides; les bergers et les agriculteurs reçoivent, à ciel ouvert, la pluie qui trempe leurs vêtements à peine séchés à la longue par le vent, un peu de soleil, et plus souvent par la chaleur du corps.

Viennent ensuite les pluies plus fréquentes au temps de l'équinoxe d'automne, qui refroidissent l'atmosphère. L'habitant recommence à frissonner en travaillant à la grange, le sommet des montagnes se

---

[1] *A meilan aôst, l'huvert a post* (à la mi-août l'hiver est là).

couronne de neige, l'habitant songe à son approvisionnement et à rentrer bientôt dans son écurie.

Ainsi, l'influence de l'humidité est incessante, et pourtant l'on observe fort peu de goîtres et de crétins dans ces pays élevés, mais quelques bossus et un plus grand nombre de boiteux [1].

DE L'ALIMENTATION.

On ne peut accuser la nature des aliments d'être cause du goître, puisque l'alimentation n'est pas la même dans tous les pays où il règne endémiquement.

L'habitant de Risoul se nourrit de pain de seigle, de soupes de choux, de raves, de courges, de haricots, de pois, préparées avec de la graisse rance de mouton ou de brebis; de fruits crus, si abondants en cette commune, tels que pommes, poires, prunes, raisins verts, et ne boit que le vin de mauvaise qualité qu'on en tire.

Celui de Vinadio, Aisone, etc.; de châtaignes, de farine de maïs, sous forme de *polenta,* ou en bouillie, de pommes de terre, et ne mange pas habituellement de pain.

Les habitants de quelques autres pays, des derniers produits du laitage, de soupe aux herbes.

Presque tous font abstinence de viande, de thé, de café, etc.

La viande est le privilége des habitants des pays

[1] Voir la note A, à la fin du volume.

plus élevés, plus abondants en pâturages et en four-
rages, ce qui leur donne la faculté d'élever du gros
et du menu bétail, tel que vaches, bœufs, génisses,
brebis, moutons, et d'en réserver quelques-uns de
moindre valeur pour leur provision de viande salée
en hiver.

Passé cette saison, c'est la soupe de farine ou
d'herbes au lait qui forme, avec le pain de seigle, la
base de leur alimentation.

On ne saurait disconvenir que l'uniformité d'une
alimentation qui se tire des végétaux, pendant toute
l'année, ne soit pas assez nourrissante, qu'elle ne
fournisse pas un bon chyle et, par conséquent, qu'elle
ne soit insuffisante pour fortifier le corps et en répa-
rer les pertes. Joint à cela qu'on est trop ménager
de sel comme assaisonnement, et ce qui le prouve,
c'est l'usage familier aux testateurs et aux mourants
de consigner dans leur acte de dernière volonté,
qu'il sera fait, comme aumône ou libéralité, sur leurs
biens, une distribution de sel aux pauvres.

NATURE DES EAUX.

C'est une opinion répandue parmi le peuple, que
le goître dépend de la nature des eaux dont on fait
usage, ce qui nous conduit à examiner leur provenance, leur saveur, leur limpidité, leur température,
leur composition.

En général, des rivières ou de forts ruisseaux

coulent dans le bas et tout le long des vallées, d'abord formés, les uns, des eaux d'un lac qui déborde, les autres sortant brusquement de la fente des rochers, s'alimentant, dans leur cours, des eaux des torrents et des sources qui jaillissent des flancs de la montagne.

En hiver, ces eaux sont d'une grande pureté, mais au printemps, lors de la fonte des neiges, et en été, à l'occasion des grandes pluies, les matières ou les détritus qu'elles entraînent en altèrent la limpidité et les rendent peu potables. C'est sous ce dernier rapport que je dois les considérer, car en traitant de l'humidité de l'air nous avons parlé des vapeurs et des miasmes qui en proviennent comme eaux d'irrigation et de débordement.

De ces eaux, les unes sont limpides, cristallines, d'une saveur agréable, les autres sont *dures et crues*, désagréables au goût. Leur température est, en hiver, entre 2 et 4 degrés Réaumur, en été, de 7 à 10 degrés. Quelques villages usent de ces eaux à leur point d'émergence, d'autres plus inférieurement, après un trajet plus ou moins long à ciel ouvert, ou dans des conduits en bois de pin ou de mélèze. — Dans d'autres endroits, on boit de l'eau de puits. Cette dernière eau reposant sur un sol argileux ou marécageux, quoique limpide, manque d'aération, est insipide et pèse sur l'estomac.

Les eaux de neige et de glace dont plusieurs pays se servent ne paraissent pas avoir les qualités malfaisantes qu'on leur a longtemps attribuées, puisque les habitants des hautes montagnes, qui les boivent de plus près, sont en général grands, bien faits, robustes, et qu'on rencontre peu de goîtreux parmi eux.

Quant à leur composition, les eaux des pays de goîtres n'ont pas été trouvées identiques.

Les unes contiennent un principe terreux, et déposent sur le sol des couches abondantes de tuf; il en est qui sont très-propres à la production des stalactites; on voit dans la grotte de Meailles (Basses-Alpes) de ces dépôts qui présentent les formes les plus variées et les plus surprenantes.

Les autres contiennent différents sels :

Celles de la Savoie propre ont donné au professeur Cantu beaucoup de carbonates et de sulfates calcaires;

Celles de la haute Savoie, des chlorures de sodium et de calcium, une matière organique abondante, traces de bromures, iodures en plus forte dose, sulfate de chaux en petite quantité, acide carbonique; — quelques-unes, chlorure de magnésie.

Celles du Faucigny, analysées par le chimiste Tingry, matières extractives résineuses, carbonate de chaux, de magnésie, muriate de chaux, sulfate de chaux et de magnésie, alumine, argile siliceuse;

Celles de la Tarentaise et de la province d'Aoste, des sels magnésiens plus abondants, moins de sulfate de chaux, des traces d'acide carbonique;

Celles d'Ivrée, la plupart des sels contenus dans

ces dernières, tels que chlorure de sodium, de calcium, quantité notable de bromures et d'iodures, et des indices de sels magnésiens.

L'analyse des eaux qui servent de boisson aux habitants de Sassenage n'a pas présenté à M. Niepce des sels magnésiens, non plus que celles du bourg d'Allevard, infecté de goîtreux et de crétins, ce qui paraîtrait infirmer l'assertion de M. Grange, qui attribue la formation du goître aux sels magnésiens contenus dans les eaux.

Cependant, dans plusieurs vallées où cette cause vient en première ligne, et notamment dans la vallée de Barcelonnette, j'ai vu les *déjections* nouvelles que déposent les torrents se couvrir par leur dessiccation d'efflorescences salines. — Ces terres noirâtres fournissent par la lixiviation une grande quantité de sulfate de magnésie.

Le village de Faucon, dont la fontaine est alimentée par les eaux troubles qui traversent des terres mouvantes, présente plusieurs goîtreux, malgré l'exposition la plus favorable, quoique l'air y soit constamment renouvelé par les vents qui soufflent du levant au couchant, et *vice versâ*, que les habitations soient saines, la température bonne, les vêtements en bon drap du pays, l'alimentation excellente et l'aisance générale.

J'ai fait d'autres expériences, que tout le monde peut vérifier, sur l'action dissolvante et comparative de ces eaux pour plusieurs sels.

Je pensais que si les eaux des pays de goître diffé-
raient dans leur composition, leur force dissolvante
pour plusieurs sels devait différer aussi.

Je choisis le chlorure de sodium comme le plus
répandu.

250 grammes de l'eau d'Aisone en ont dissous. 105 gr.

Idem	de Risoul	—	103
Idem	de Faucon	—	95
Idem	de Vars	—	82
Idem	de Meironnes	—	80

Inutile d'ajouter que ces eaux ont été placées à la
même température, et que le sel marin était de la
même provenance.

Leur degré de saturation a donc varié de 20 à
25 grammes, c'est-à-dire de 20 grammes de moins
pour les eaux de Meironnes et de Vars, plus pures.

Les eaux des pays de goître dissolvent donc davantage de sel marin : c'est ce qu'est venue confirmer
une observation que je tiens d'une femme de Meironnes, qui, ayant été habiter la ville de Barcelonnette, remarqua qu'il lui fallait plus de sel marin
pour assaisonner la soupe que lorsqu'elle se servait
de l'eau de Meironnes.

On verra plus loin comment l'insipidité des eaux
ou un plus faible degré de salure influe sur le
développement du goître.

On a remarqué dans la commune de Saint-Pons,
où les goîtres abondent (près de Barcelonnette), que
si l'on additionne d'un cinquième de lait l'eau dont

on se sert pour faire la soupe au moment qu'elle bout, le lait caille infailliblement; aussi l'usage est-il, dans tous les ménages, de n'ajouter le lait que lorsqu'on a retiré la marmite de dessus le feu.

Alors la coagulation du lait n'a pas lieu. — Cette eau dissout mal le savon et cuit mal les légumes; elle dissout autant de sel marin que l'eau d'*Aisone*.

Des essais avec d'autres sels, tels que sulfate et carbonate de soude, n'ont donné aucune différence sensible pour leur solubilité dans ces différentes eaux, non plus que le sulfate de magnésie.

La commission sarde, après avoir constaté que l'eau de la citerne d'Antignano, dont font usage des personnes affectées de goître plus ou moins saillant, contient :

Chlorure de sodium,
 — de calcium, } en petite quantité;
 — de sulfate de chaux,

une matière organique abondante et des iodures en petite quantité;

Qu'une seconde citerne, dont s'alimente une famille de *goîtreux* et de *crétins,* a offert à l'analyse des indices

de chlorure de sodium,
 — de calcium,
de nitrate de chaux,

une matière organique également abondante et une très-faible partie d'iodures.

La commission remarque qu'une source naturelle

d'un puits de citerne dont la composition chimique
est identique, sert à la consommation de nombreuses
personnes, et qu'aucune d'entre elles, sans exception, n'a été atteinte de goître ni de crétinisme.

Toutefois, la commission a probablement pensé que
nos moyens d'analyse ne sont point assez avancés
pour exprimer en quoi ces eaux peuvent différer,
puisque, indépendamment de cet exemple qui pouvait infirmer ses conclusions, elle est demeurée
ferme, ainsi que le dit M. Ferrus, « dans l'opinion
qu'on pouvait, en grande partie du moins, baser sur
l'action des eaux la doctrine étiologique du goître et
du crétinisme.

» J'attache plus d'importance qu'on ne le fait communément, continue M. Ferrus, à la composition
des eaux. Je consens à reconnaître, en outre, qu'un
agent quelconque peut acquérir avec le temps une
certaine efficacité, s'il est habituellement introduit
dans les aliments et les boissons, même à très-petite
dose, mais dans des conditions telles pourtant que la
raison puisse les admettre et l'analyse chimique les
préciser, ce qui est à faire encore. »

Écoutons cet auteur notant les particularités qu'il
a rencontrées dans le village d'Andressein, qu'il
visitait pour la première fois en 1841 :

« Andressein est assis au fond d'une vallée, sur
un sol d'alluvion, au confluent de deux torrents, le
Lez et la Bouigane. Ce dernier est appelé aussi ruis-
seau de la Belle-Longue.

» Ce village est en partie recouvert de grands arbres qui interceptent les rayons solaires, et s'opposent d'une manière très-marquée à l'introduction libre et à l'action salutaire des vents qui pourraient y parvenir. Le curé, homme instruit, né dans le pays, m'assura que la vallée où est situé Andressein est constamment recouverte de vapeurs assez épaisses pour qu'elles puissent être aperçues de la ville voisine. Les fruits, de belle apparence, y mûrissent, mais ils sont aqueux, et ne sauraient se conserver. Le sel comme le tabac y est toujours imprégné d'eau, et les bois de construction se recourbent dans cette atmosphère humide.

» Des deux torrents, l'un, le Lez, qui part de la vallée de Biros, donne à la consommation une eau claire, attrayante et salubre ; l'autre, la Bouigane, qui, avant d'atteindre Andressein, traverse la vallée à laquelle la durée de son parcours et la magnificence de ses prairies ont valu le surnom de *Belle-Longue*, est loin d'offrir une égale limpidité. Ses eaux, dont le cours est infiniment moins rapide que celles du Lez, s'écoulent sur un fond schisteux, sont louches, troubles, et pendant l'été presque tièdes. Elles contractent en peu de temps, dans des pots de terre où on les renferme, une saveur vaseuse très-prononcée, et elles semblent fades lorsqu'on les boit dans leur lit même.

» Suivant la proximité, les habitants consomment indifféremment l'eau de ces deux rivières ; mais les plus intelligents d'entre eux n'emploient dans aucun cas, pour boisson, l'eau de la Bouigane. — Ajoutons qu'il est reconnu, par une observation populaire et constante, que les truites qui en proviennent sont moins savoureuses, moins fermes et moins estimées que celles du Lez : elles diffèrent même par leur aspect extérieur. Tout récemment, dans la Somme, j'ai observé le même fait, se rapportant aux mêmes causes.

» La différence remarquée dans la qualité des eaux du Lez et de la Bouigane, et dans la valeur respective des poissons qu'on y pêche, m'a été expliquée d'une manière satisfaisante par l'examen des localités.

» La Bouigane, je l'ai dit, traverse la *Belle-Longue*, fertile vallée toute couverte de prairies. Ces prairies, qui nourrissent de nombreux animaux, ne flattent autant le regard que parce qu'elles sont constamment arrosées par les eaux qui descendent de la montagne pour se perdre dans la rivière, après avoir séjourné sur ces prairies, ou après les avoir sillonnées par un écoulement peu rapide; aussi n'arrivent-elles au confluent des deux cours d'eau que chargées de vase, de débris végétaux et de particules animales putréfiées.

» Andressein est incontestablement le village de toute la vallée le plus maltraité par le goitre et le crétinisme. J'ai pu y recueillir l'observation très-détaillée de plus de vingt individus très-avancés dans le genre de dégradation qui nous occupe, et j'ai spécialement insisté sur les conditions relatives à la nature et à la distribution des eaux dans ce village, parce qu'on y remarque une particularité faite pour corroborer l'opinion des auteurs qui regardent comme très-importante, dans la production du goître et du crétinisme, la composition des eaux dont les populations font habituellement usage. J'ai été, je l'avoue, frappé du rapport qui existait ici entre l'emploi d'eaux plus ou moins pures, et l'absence, la rareté ou le développement excessif de ces deux maladies.

» A Andressein, en effet, la partie du village située sur les bords de la Bouigane semble évidemment moins salubre que celle placée en regard de Castillon, et occupant les bords du Lez. La population riveraine de la Bouigane, qui fait presque exclusivement usage de ces eaux, m'a paru en général plus chétive et d'un aspect plus souffreteux que celle qui habite la partie opposée du village : on y rencontre plus de goîtreux et un plus grand nombre de crétins; mais je me hâte d'ajouter que de ce côté la vallée se trouve plus déprimée, plus rétrécie, plus abritée, et que certaines habitations, celles-là même où les crétins abondent, sont adossées au coteau, sur la rive gauche de la Bouigane, et sont par conséquent moins ventilées.

» Sur les bords du Lez, au contraire, la vallée a plus d'étendue en longueur, et se prolonge entre des montagnes escarpées et arides. Les eaux du Lez coulent rapides sur un fond rocailleux. Leur cours est plutôt activé que ralenti par les obstacles qu'elles rencontrent; car, momentanément arrêtées par des fragments de rochers éboulés des montagnes voisines, elles retombent écumeuses en petites cascades, comme si l'on se fût efforcé de rendre leur course plus impétueuse à l'aide d'écluses artificielles. Ce mouvement actif, saccadé des eaux, en les chargeant d'une certaine quantité d'air, non-seulement les rend plus convenables à la boisson, mais doit encore agir favorablement en établissant un courant d'air continuel dans le fond des vallées qu'elles parcourent, et certainement, à Andressein, sur les rives du Lez, soit par cette dernière cause, soit par la direction particulière de la vallée et la disposition des rochers dont elle est formée, on respire un air plus vif et plus puissamment renouvelé que sur les bords moins abrupts de la Bouigane. »

Bien que l'auteur ne nous dise rien de la composition chimique de ces eaux, la raison peut juger de leur différence de composition par celle de leurs effets, quoique l'analyse chimique ne puisse pas encore la préciser.

M. Chatin a cité dernièrement, dans un mémoire adressé à l'Académie de médecine, un fait de nature à établir l'existence d'une cause locale du goître et du crétinisme, et à faire ressortir l'influence capitale des eaux.

Fully et Saillon sont deux villages contigus et placés au milieu de vignobles qui s'étendent sur la rive droite du Rhône; Fully, où toute la population a le goître, est cité pour le grand nombre de ses crétins.

Saillon était au contraire renommé dans le Valais pour la belle santé de ses habitants, que n'atteignaient jadis que rarement le goître, plus rarement encore le crétinisme.

Le contraste était d'autant plus remarqué que les conditions d'altitude, d'aération, d'exposition, etc., sont aussi semblables que possible entre les deux villages.

Mais depuis quelques années Saillon a perdu l'heureux privilége dont il jouissait; le goître et le crétinisme frappent ses habitants, auxquels ceux de Fully n'auront bientôt plus rien à envier.

Les observations faites par M. Moulin, président de Saillon, établissent que les progrès du goître et du crétinisme datent de l'époque où, malgré les conseils de M. Barman, frère de l'ambassadeur suisse à Paris, la commune a remonté la prise d'eau destinée au village de la partie inférieure du torrent (la Salente) au point où celui-ci se précipite en cascades des glaciers de la montagne.

Entre les deux prises d'eau, est une source thermale (environ 28 degrés centigrades) abondante, qui se jette dans le torrent, dont elle forme à peu près la soixantième partie.

Or il résulte de mes analyses, dit M. Chatin :

Que l'eau du torrent détournée en amont de la

source chaude, et qui n'est autre que celle actuellement consommée à Saillon, est privée d'iode, comme
celle de Fully et de la plupart des contrées du
Valais;

Que l'eau du torrent puisée sur le point où était
l'ancienne prise d'eau est plus iodurée que l'eau bue
à Paris;

Que l'eau de la source thermale qui se jette dans
le torrent entre la prise d'eau ancienne et la nouvelle
est une véritable eau minérale qui contient au moins
soixante fois plus d'iode que l'eau de Paris et de la
plupart des contrées où le goître est inconnu.

Les écrivains de l'antiquité (grecs et romains),
qui ne s'exprimaient souvent que par images, et
qui, sous le voile de la fable, exposaient de grandes
vérités, n'ont eu garde de passer sous silence la propriété de certaines eaux pour altérer la constitution,
la forme même de nos organes ou la composition
intime de nos humeurs.

> Flumen habent Cicones, quod potum saxea reddit
> Viscera : quod tactis inducit marmora rebus.
> . . . .
> Quodque magis mirum, sunt qui non corpora tantum,
> Verum animos etiam valeant mutare liquores.
> . . . .
> Est locus Arcadiæ, Pheneon dixêre priores,
> Ambiguis suspectus aquis : quas nocte timeto :
> Nocte nocent potæ; sine noxâ, luce bibuntur
> Sic alias, aliasque lacus, et flumina vires
> Concipiunt[1].

---

[1] *Métamorphoses d'Ovide.*

C'est par des faits et par leur légitime interprétation qu'on peut tirer du vague qu'elle offre encore
la question *de l'influence des eaux*, assigner à celles-ci
la grande part qui leur revient dans la production
du goître et fixer toutes les incertitudes.

M. Niepce, l'un des auteurs qui se sont occupés
de cette matière, a fait des analyses comparatives
des eaux des vallées, prises dans les lieux les plus
infectés, et de celles qu'il a recueillies dans les villages des mêmes vallées où le goître n'existe pas; et
de ces études comparatives, il est arrivé, dit-il, à
acquérir la conviction la plus positive que la nature
des eaux n'est pas la cause *unique* du goître, mais
une cause indirecte qui peut cependant être réunie à
celles qu'il a précédemment signalées.

Ce passage est extrait du premier volume, page 383.
Des exemples cités dans le même ouvrage vont nous
servir à prouver que les eaux nuisibles ont une action
directe et *spéciale* pour produire le goître. — Dans le
deuxième volume, publié en 1852, M. Niepce cite un
fait emprunté à l'excellent mémoire de M. Billet, archevêque de Chambéry. D'après ce savant observateur, les eaux tuffeuses sont généralement accusées
de donner le goître; les eaux de Mont-Vernis et de
Villard-Clément ont, sous ce rapport, une célébrité
acquise par des faits nombreux. Au Puiset, sur dix-
huit familles, l'une a une citerne, les autres s'abreuvent à de mauvaises eaux : la première est saine,
toutes les autres sont gravement atteintes de goître.

Quelle induction M. Niepce eût-il d'abord dû en tirer? C'est que l'eau dont usaient dix-sept familles était la cause principale de leurs goîtres, puisque l'autre famille qui en était exempte, l'eau à part, était soumise aux mêmes influences.

« Les analyses de ces eaux, poursuit M. Niepce, » étaient trop importantes pour que je ne me rendisse » pas sur les lieux pour les faire. Elles expliqueront » facilement l'innocuité de l'eau.

» Ainsi, l'eau de la citerne m'a donné pour un litre :

Carbonate de chaux. . . . . 0 gr. 008
Matière organique. . . . . traces.
Iode, quantité notable. . . . .
____
Total. . . . . 0 gr. 008

» Les eaux des sources où s'abreuvent les familles » infectées ne contiennent aucune trace d'iode. Il est » donc certain que c'est à l'iode que cette famille doit » de ne pas avoir le goître. » (Pages 71 et 72.)

Avant de formuler cette conclusion, M. Niepce aurait pu se souvenir qu'il avait avancé, dans son premier volume, page 394, que les analyses faites avec beaucoup de soin par M. Cantu, savant chimiste de la faculté des sciences de Turin, dans les localités où le goître et le crétinisme règnent au plus haut degré, *constatent dans la plupart de ces eaux la présence des iodures et des bromures.* M. Niepce ne parle que de l'absence de l'iode dans l'eau dont se servent les dix-sept familles. Il ne s'explique pas sur les autres principes constituants. Comment alors pouvoir affirmer que ce n'est pas à leur influence plutôt qu'au défaut d'iode, qu'est due la propriété nuisible de cette eau ?

Pour réfuter l'hypothèse qui fonde l'étiologie du goître sur la nature des eaux tenant en dissolution du sulfate calcaire ou d'autres sels, Fodéré se demande par où passent ces sels pour venir se déposer dans la glande thyroïde, sans s'arrêter dans d'autres glandes, telles que celles du mésentère, qui sont bien plus à leur portée.

Je vais aborder cette question :

L'usage des eaux dures et crues a été reconnu nuisible dès l'antiquité, et leurs effets sont consignés dans le traité *De aëre, locis et aquis.* Elles sont désagréables au goût, pèsent sur l'estomac, sont difficiles à digérer et passent dans les secondes voies avec les sels qu'elles tiennent en dissolution, diminuent le ton des solides, disposent toutes les parties au relâchement; d'où la fréquence des hernies, la leucophlegmatie, les hydropisies.

Elles font passer rapidement, dit Cabanis, l'énervation funeste de l'estomac et des entrailles à tout le système des glandes et des vaisseaux absorbants ; elles engorgent les glandes, dénaturent la lymphe et gênent les diverses absorptions.

De l'engorgement des glandes et de l'altération de la lymphe naissent des maladies dont l'effet est quelquefois, je l'avoue, d'augmenter l'activité du cer-

veau (le *rachitis*), mais plus souvent de l'obstruer
lui-même; maladies qui peuvent finir par lui laisser
à peine ce faible degré d'activité indispensable à l'entretien des mouvements vitaux. De la gêne des différentes absorptions, s'ensuivent encore de nouvelles
altérations des organes et des facultés, qui tendent à
dégrader de plus en plus le ton des fibres et la vie du
système nerveux. Ces effets sont le dernier terme de
ceux que peuvent produire les *eaux dures et crues* [1],
c'est-à-dire qui tiennent en dissolution une très-
grande quantité de sulfate de chaux, et une quantité
proportionnelle moindre d'oxygène ou plutôt d'air
atmosphérique. Suivant M. Boussingault, la désoxygénation de l'eau serait la principale cause du goître,
et cette désoxygénation peut être due, soit à l'élévation du sol, soit à la présence de l'acide carbonique
dans l'eau, soit au contact prolongé de certaines substances : le fer, les matières organiques, les feuilles
mortes, le bois pourri, etc.

Ici, nous voyons Cabanis attribuer aux eaux de
mauvaise qualité une action générale sur le système
des glandes et l'altération de la lymphe, d'où diverses maladies dont l'effet est souvent d'obstruer le
cerveau lui-même et de produire le crétinisme. Une
analyse sévère peut seule conduire à démêler ce
qui a trait aux effets généraux, de ce qui résulte
de l'influence d'un organe particulier hypertrophié
sur l'encéphale lui-même. Mais comment la glande

---

[1] *Rapports du physique et du moral de l'homme*, t. II, p. 75.

thyroïde reçoit-elle la plus large part de ces effets généraux? Nous allons essayer d'en rendre raison :

Vers le commencement ou le milieu de leur action, le cou étant moins abrité par les vêtements, tout à fait à découvert chez les femmes et mal protégé chez les hommes, dans sa partie supérieure, par la cravate négligemment nouée, et dans sa partie inférieure par un gilet que les gens de la campagne croisent rarement, laisse plus exposée à l'impression du froid la thyroïde ; celle-ci est d'ailleurs déjà mieux préparée à la distension que les autres glandes, qui sont plus abritées et d'une texture plus serrée. Le froid refoulant alors les humeurs de la circonférence au centre, fait affluer vers cette glande le sang en plus grande quantité, gonfle son tissu, de la même manière que le frisson dans les fièvres intermittentes produit à la longue l'engorgement de la rate, du foie et quelquefois des autres viscères abdominaux.

Telle me paraît être du moins l'explication la plus naturelle de l'hypertrophie endémique du corps thyroïde.

1° Si l'on objectait que cette hypertrophie devrait se produire à l'occasion du frisson qui commence l'accès des fièvres intermittentes;

2° Qu'elle devrait être plus commune dans les régions les plus élevées, les plus froides des Alpes; tandis qu'au contraire, ce sont les contrées plus tempérées de ces mêmes montagnes qui présentent les cas les plus nombreux;

3° Que le goître devrait augmenter de volume en hiver, tandis que plusieurs auteurs ont soutenu qu'il diminuait en cette saison,

Je répondrais *à la première de ces objections* : que le frisson qui caractérise les fièvres intermittentes est général au lieu d'être partiel, que la réaction tend à ramener les fluides à la surface du corps; tandis que l'action du froid sur la thyroïde est particulière à cette glande, et ne s'accompagne point de mouvements réactionnaires généraux.

D'ailleurs, ici le froid a une action analogue à celle qu'il produit dans l'adénite cervicale de nature scrofuleuse.

L'état général des solides et des humeurs prépare, et l'impression du froid sur le cou, qui est à découvert, détermine ensuite l'affection locale ;

A la seconde : que je considère l'action des eaux malfaisantes sur l'organisation en général, et par conséquent sur le corps thyroïde, comme essentielle ou préliminaire; et que, dans les lieux élevés et froids où cette action manque, le tissu de ce corps offre plus de force de résistance contre le froid ;

A la troisième : que l'abaissement de la température se soutenant en hiver, le corps thyroïde, qui se trouve placé entre deux courants atmosphériques froids, le courant laryngé et l'air ambiant, éprouve plutôt une réduction de volume par l'effet d'un froid constant; tandis que, au printemps, par les variations brusques de température, il y a des alternatives de tension et de relâchement, ce qui rend aussi raison de la fréquence du goître dans les contrées plus tempérées, dans les vallées, dans les gorges profondes des Alpes, dans les plaines du Piémont, où en été, comme M. Niepce en a fait la remarque, « les rayons du soleil, vers le milieu du jour, soit directs, soit réfléchis par les rochers dénudés, par les flancs escarpés des vallées et dans leurs fonds, enfin l'immobilité des courants d'air à ces heures élèvent si fortement la température, la rendent si étouffante, que la respiration en est gênée. Les habitants, placés dans cette atmosphère si humide et si chaude, sont obligés de rester dans leurs habitations ou sous les arbres, afin de se soustraire à son action débilitante et relâchante. On conçoit que cet état de l'atmosphère persistant pendant un certain temps, les individus prennent les attributs du tempérament lymphatique, leurs chairs sont molles et comme boursouflées, la peau décolorée, une débilité générale s'empare d'eux. Dans ces vallées, pendant les matinées et les soirées, l'air chaud se refroidit brusquement dès que le soleil a disparu de l'horizon, et à cette heure souvent la température varie de plus de 16 degrés.

» Au printemps et en automne, il suffit souvent d'un léger brouillard, d'une petite pluie pour abaisser le thermomètre à quelques degrés au-dessous de zéro seulement, par suite de la neige ou de la grêle qui tombent alors dans les parties élevées qui dominent les vallées [1] » : d'où les variations que subit la transpiration insensible, principalement à la partie antérieure du cou, plus exposée aux vicissitudes de l'air, et l'influence de ces variations sur le corps thyroïdien sous-jacent. Cette influence est mise hors de doute par l'emploi des enduits imperméables qui limitent et enchaînent la production de la chaleur animale par la suppression du contact de l'air sur le point de la peau correspondant, et opèrent ainsi la résolution des engorgements sous-cutanés, ce que le docteur Robert Latour a résumé dans la proposition suivante :

« La chaleur animale est la force dynamique de la circulation capillaire, c'est-à-dire que cette circulation est le but physiologique de la fonction calorisatrice. »

Un médecin de Guatimala assure que depuis que l'usage de la cravate s'est introduit dans le pays, le nombre des goîtreux a beaucoup diminué.

Au reste, ne parviendrait-on pas à expliquer comment les eaux de mauvaise qualité agissent de préférence sur la glande thyroïde pour l'engorger, que ce ne serait pas une raison de refuser son assentiment à l'évidence des faits.

Aux précédents, je joins encore le suivant, rapporté par M. Boussingault :

« Il existe dans la Nouvelle-Grenade une opinion générale qui attribue l'origine du goître aux propriétés nuisibles de certaines eaux. Cette opinion

____

[1] *Traité du goître et du crétinisme*, t. I, p. 313 et 314.

vulgaire est fondée sur des observations journalières
et qui sont à la portée de tout le monde; par exemple, il arrive qu'un individu attaqué de goître va se
fixer pour quelque temps dans un endroit où cette
maladie n'est pas endémique; le climat de la nouvelle résidence est sensiblement le même, le malade
ne change ni son régime ni ses habitudes; l'eau est
la seule chose nouvelle dont il fasse usage, et la maladie disparaît. De là, on peut vraisemblablement
supposer que l'effet salutaire a été produit par le
changement d'eau; il y a plus encore, des personnes
fixées dans des lieux où le goître est fortement endémique, se sont guéries et se sont mises à l'abri de
cette maladie, en ayant la précaution d'envoyer chercher l'eau pour leur usage à une rivière dont l'eau
était réputée bonne, s'abstenant ainsi de boire de
celle de leur résidence. »

Constitution géologique du sol.

La composition des eaux se lie naturellement à la
constitution géologique du sol; aussi la commission
sarde les a-t-elle réunies, bien qu'on ne puisse pas
toujours conclure de la première de ces causes à la
seconde, car nous ne connaissons pas les milieux
que les eaux traversent profondément avant de paraître à la surface, mais ces derniers sont seuls
accessibles à nos recherches.

Les notions géognosiques ont signalé, pour la

Tarentaise, des vallées profondes, sol tufacé, schisto-argileux et poudingue quartzeux, gypse.

A Aoste, mêmes terrains que ci-dessus; mais à Donaz, sol siliceux dans le bas, schiste dans le haut, et roches primitives.

Pour la haute Savoie, quelques vallées profondes dans les pays les plus infectés, terrain de mica-schiste, et au-dessus, calcaire et gypse jurassiques; dans quelques endroits, vallées étroites et maréca-geuses;

Pour le Genevois, vallées moins resserrées, col-lines tertiaires;

Pour le Faucigny, calcaire jurassique, fond de la vallée marécageux;

Pour le Chablais, vallées peu profondes, plateaux et monticules, dépôts lacustres, argileux, calcaire;

Pour la Savoie propre, petites vallées peu profondes et monticules, terrain tertiaire, jurassique, et dans quelques endroits d'alluvion;

Pour la Maurienne, vallées étroites divisées en bassins et gorges étroites, marais dans le fond, cal-caires et schistes, gypse sur quelques points et an-thracite;

Pour les plaines de Coni, calcaire et schiste argi-leux, rouge, métamorphique, alluvions;

Pour celles de Saluces, alluvions sablonneuses au pied des montagnes, composées de calcaires et de schistes métamorphiques, et dans quelques endroits argileux, du terrain tertiaire;

Pour les plaines des environs de Turin, terrains tertiaires.

De la variété des terrains ne paraît pas résulter celle de la production du goître, puisque la vallée d'Aoste, celles de Cognis, de Cormayor présentent peu de goîtres, quoique leurs terrains soient identiques avec ceux des autres vallées qui sont peuplées de goîtreux.

Quant à la configuration du sol, on a remarqué qu'on rencontre généralement plus de goîtres dans les vallées profondes, comme en Maurienne, dans celles où l'atmosphère est tranquille, rarement renouvelée par les vents;

Dans les villages où de hautes montagnes cachent le soleil aux habitants pendant presque toute la journée, comme à Méolans (vallée de Barcelonnette);

Dans les contrées où le terrain est rempli d'eau d'infiltration, comme dans la vallée de Seyne (Basses-Alpes), où cette humidité constante favorise tellement la végétation, qu'après la moisson on récolte encore dans les mêmes champs une coupe abondante de mauvaises herbes qu'on fauche; que les arbres à Loupes, tels que frênes, ormeaux, peupliers, y prospèrent étonnamment, et bornent en forme de haie tous les héritages; enfin que les plantes grimpantes, telles que les clématites et le lierre, enlacent les arbres et tapissent avec les courges les murs des jardins.

Personne donc n'osera nier l'action malfaisante de l'humidité, des émanations marécageuses, d'une ventilation insuffisante, d'une mauvaise alimentation, quand toutes ces causes réunies, ou seulement quelques-unes d'entre elles, viennent s'ajouter à l'influence des eaux potables, que nous regardons comme principale ou prépondérante.

Et sans sortir des limites d'une sage observation, on peut assurer qu'une localité basse, humide, privée de lumière, recouverte d'arbres touffus, peuplée d'habitations insalubres, ne suffit pas à engendrer le goître, sans le concours des eaux potables, puisqu'une atmosphère brumeuse enveloppe plusieurs grandes villes, telles que Lyon, Bruxelles, etc.; que dans ces villes, il y a bien des rues étroites, mal aérées, où le soleil ne pénètre pas, et que cependant les rez-de-chaussée, constamment humides, sont habités par une population mal vêtue, mal nourrie, sujette aux affections strumeuses, au rachitis, et non au goître;

Tandis que, d'autre part, des pays complétement découverts, éclairés tout le jour par le soleil, dégarnis d'arbres, constamment battus par le vent, tels que Mont-Dauphin (Hautes-Alpes), assis sur un rocher de poudingue, dominant quatre vallées, présentent plusieurs goîtreux.

Même observation pour les communes de Remolon, Theus (Hautes-Alpes), Valerne, Malijai, Mezel (Basses-Alpes).

M. le baron Bich, proto-médecin de la province d'Aoste, signale, dans son rapport à la commission, comme principalement infectées les pentes situées au-dessus de la ville d'Aoste, exposées en plein midi, et qui fournissent les meilleurs vins de la vallée.

Aussi le célèbre Fodéré, après avoir décrit la vallée de la Vesubie (Alpes maritimes), où il avait rencontré dans le point où elle se termine, à *Saint-Martin de Lantosca*, dont la majeure partie de la population est goîtreuse, cinquante crétins parfaits de naissance, effets qu'il avait attribués d'abord à un ambiant humide sur la fibre animale (*Traité du goître et du crétinisme*), ajoute-t-il : Je n'ose cependant plus avancer, aujourd'hui que j'ai acquis une plus grande expérience, que l'humidité de l'air en soit l'unique cause [1].

De l'influence de l'iode en moindre quantité dans l'air, les eaux et les plantes.

MM. Chatin et Fourcault ont conclu de l'action de l'iode sur l'homme et de sa spécificité contre le goître, à son influence sur le parfait développement de l'organisme des hommes et des animaux.

Le premier de ces observateurs a divisé l'atmosphère de la France en cinq zones, qu'il a trouvées plus ou moins iodurées.

Il résulte de ses expériences : « 1° Que l'air des Alpes présente moins d'iode dans sa composition, et c'est à l'absence de ce principe que ce savant chimiste attribue la fréquence du goître;

[1] *Traité de médecine légale et d'hygiène publique*, t. V, p. 145 et 146.

» 2° Que la diminution de l'iode se caractérise quand des plaines ou des vallées on monte sur les hauteurs. » Conséquemment à ce principe, des cas plus fréquents de goître devraient s'y rencontrer; c'est le contraire qui arrive dans la plupart des hautes vallées des Alpes, de la Suisse, du Tyrol, du Piémont et de la France. — Les cas de goître y sont rares, plus rares encore ceux de crétinisme.

Il est d'ailleurs évident qu'on ne saurait accorder une confiance bien grande à une méthode fondée sur la supposition préalable d'un état de stagnation atmosphérique qui ne peut exister, et qui exigerait des expériences comparatives instituées en diverses saisons. M. Niepce a vu que l'atmosphère du Villard de Lans n'était pas sensiblement iodée aux premiers jours d'août; elle l'était au contraire en avril, ainsi que le pic de la Moucherolle, élevé de 2,300 mètres; mais l'étude des mouvements généraux de l'atmosphère doit encore être jugée trop peu accessible pour l'appliquer ensuite à des atmosphères partielles.

D'après les savantes recherches de M. Chatin, il y a peu d'eaux qui ne contiennent pas d'iode dans les plaines, et les quantités pondérables de ce principe paraissent très-variables dans les différentes eaux, ce qui a conduit ce professeur à faire de nombreuses analyses pour vérifier si ce ne serait pas à l'absence de ce principe que les mauvaises eaux doivent la propriété d'engendrer le goître et le crétinisme. Dans la troisième zone, celle des vallées profondes des Alpes maritimes, cottiennes et grecques, où le goître et le crétinisme sont très-répandus, l'air, les eaux et les plantes ne renferment aucune trace d'iode, ce qui concorde avec les observations de M. Niepce; cet auteur affirme « que les plantes qui, dans les pays normalement iodurés, contiennent le plus d'iode, telles que le cresson, la saponaire, etc., n'en contiennent pas la plus petite trace, les grands arbres non plus, ce qui prouve l'absence complète de ce principe dans les vallées profondes de la Valouise, de la Durance, du Verdon, où le goître et le crétinisme atteignent leur *summum* d'intensité[1]. »

Il y a ici une importante rectification à faire, puisque le noyer, qui est très-commun et très-répandu dans les vallées profondes, est un arbre riche en iode par ses feuilles, et surtout par l'écorce encore verte de son fruit ou le brou de noix, qui exhale une odeur d'iode fortement prononcée, et colore en brun foncé, et pour longtemps, comme l'iode, les doigts des personnes qui, en automne, épluchent les noix, dont l'huile forme une des principales récoltes.

Si l'atmosphère de ces contrées est peu iodée, ne serait-ce point à l'absorption par ces grands arbres de ce corps très-diffusible que serait dû ce résultat? ce qui viendrait confirmer la proposition suivante extraite d'un mémoire envoyé par M. Marchand, pharmacien à Fécamp, à l'Académie de médecine :

« L'iode et le brome se retrouvent constamment

---

[1] *Traité du goître et du crétinisme*, t. II, p. 29.

aussi, à moins de circonstances particulières que je vais indiquer, dans *toutes les eaux naturelles*. Ces deux principes peuvent disparaître du sein des eaux, en passant à l'état salin, sous l'influence des forces vitales, au nombre des principes minéraux fixés par les végétaux. » Mais peut-on en conclure avec l'auteur que « le goître et le crétinisme doivent être attribués à la disparition plus ou moins complète de l'iode, primitivement dissous dans les eaux dont les goîtreux et les crétins font usage pour leur alimentation, ce principe ayant été absorbé alors par les nombreux végétaux baignés par ces eaux ? »

Je ne le pense pas, puisque le goître règne dans des contrées normalement iodurées. — Dans la première zone des États sardes, dans les plaines de la vallée du Pô, où l'on remarque des rivières considérables, dans ces contrées, l'air, les eaux contiennent de l'iode en quantité même très-notable, et cependant le goître et le crétinisme y sévissent cruellement. Ainsi on ne peut pas en induire que la présence de ce corps en de telles proportions ait une influence préservatrice assez puissante pour dominer l'action des autres principes délétères contenus dans ces mêmes eaux, tout en reconnaissant que son absence dans ces mêmes milieux, en d'autres localités, favorise l'intensité de ces mêmes causes.

CHAPITRE SIXIÈME.

DE L'HÉRÉDITÉ DU GOÎTRE.

Le goître est-il héréditaire? M. Odet, médecin valaisan, a soutenu que non; tandis que sa transmissibilité a été admise par un grand nombre d'auteurs et notamment par Fodéré.

Ce n'est pas dans les cités populeuses qu'on peut éclaircir cette question : attendu que le mouvement rapide de la population des villes où affluent des étrangers de divers pays ne permet pas de suivre la filiation des familles et des diverses branches qui s'y rattachent;

Ce n'est pas non plus dans les contrées où le goître est endémique : parce que toutes les personnes étant placées sous l'influence des mêmes modificateurs externes, on ne peut être certain que le goître se rapporte plutôt à l'hérédité qu'à l'action de ces agents.

Dans les vallées plus élevées où le goître cesse de régner endémiquement, mais où cependant on en rencontre encore quelques cas isolés, je pense qu'on est mieux placé pour étudier les traces qu'il imprime aux générations.

A Saint-Paul, arrondissement de Barcelonnette, où l'on ne compte que 30 goîtreux sur 1,800 âmes formant la population de toute la commune, j'ai vu, au hameau des Pras, dans une famille dont le père, d'un tempérament lymphatico-sanguin, et la mère, d'un tempérament sanguin, étaient d'ailleurs bien constitués, grands et robustes, quoique goîtreux, leurs enfants, au nombre de sept, être tous affectés de goître.

Je citerai à l'article du traitement une autre observation confirmative de l'hérédité.

Le goître étant, à mon avis, le *père* du crétinisme, ce n'est pas seulement l'état anormal du corps thyroïde qu'il faut considérer sous le rapport de l'hérédité, mais les altérations profondes du système cérébro-spinal que la thyroïde hypertrophiée tient sous sa dépendance, ce qui se lie à l'histoire du crétinisme dont il sera traité ci-après, et exige de plus longs développements.

Au reste, les maladies héréditaires peuvent se présenter sous trois aspects.

1° Il est plus commun d'hériter de la disposition à la maladie que de la maladie elle-même.

Dans le cas qui nous occupe, un enfant, quoique né de parents goîtreux, pourra s'affranchir de cette affection, s'il émigre, s'il cesse d'être placé sous l'influence des causes prédisposantes.

2° Plusieurs maladies héréditaires ne se développent qu'à un certain âge. Le goître accidentel, avonsnous dit, ne se manifeste ordinairement que de sept à quinze ans, aux approches même de la puberté.

Nous avons remarqué que, héréditaire, il se prononce de meilleure heure.

3° Le goître, comme la plupart des maladies héréditaires, affecte quelquefois une marche périodique; ce qu'on doit expliquer par les effets du croisement des races, plus ou moins fréquent, plus ou moins complet.

Le fait est que si un homme ou une femme frappés d'une maladie héréditaire s'allient avec une personne très-saine, il pourra naître de cette union des enfants contaminés à un degré moindre; si ces enfants continuent à se croiser avec des races saines, leur postérité pourra n'avoir plus que des dispositions aux maladies de ses ancêtres, et ces dispositions pourront même s'effacer par un régime convenable. Mais si, au contraire, cette postérité s'allie derechef avec une race cacochyme, loin d'avancer vers la santé, ses enfants reculeront, et pourront se retrouver au même point que leur aïeul ou leur bisaïeul.

Cette marche est à peu près la même pour toutes les maladies chroniques héréditaires. Fodéré l'a surtout démontré par des recherches généalogiques pour le goître et le crétinisme; c'est là ce qui fait dire aux anciens des vallées où ces maladies sont endémiques, que le crétinisme disparaît quelquefois pendant deux ou trois générations pour reparaître à la quatrième; or, en cela il n'y a d'autre merveilleux que l'état alterne de santé ou de maladie des conjoints dans chaque génération; de sorte que, quand il s'en trouve une

où le père et la mère sont tous les deux attaqués de
la même maladie, alors elle se manifeste avec violence dans leurs enfants; tandis qu'elle s'était cachée
dans les générations précédentes, parce que les constitutions se croisaient.

Classification des causes du goître.

En réfléchissant sur le mode d'action des diverses
causes que nous avons énumérées et sur leur degré
d'influence pour la production du goître, je les divise
en *prédisposantes* et en *efficientes*. Je pense que pour
les avoir confondues, on a prolongé la confusion qui
dure encore sur la véritable genèse du goître.

Parmi les premières, les unes sont inhérentes aux
localités, les autres à l'individu.

Pour les localités, nous signalerons d'abord l'humidité de l'air, du sol, des habitations, le défaut de
ventilation, la privation de la lumière solaire, la respiration d'un air impur, le séjour dans des étables;

Pour l'individu, la négligence de soins hygiéniques,
une mauvaise alimentation, la malpropreté, l'incurie,
l'indolence, cortége inséparable de la misère, qui
imprime son cachet à toute une population étiolée,
et vient augmenter les dispositions héréditaires.

On a encore noté, parmi les circonstances qui favorisent la formation du goître dans les lieux où il est
endémique, la grossesse, les accouchements, les
grands efforts où l'on est obligé d'épargner les expi-

rations; les affections spasmodiques, le rire immodéré, la colère, etc.

Mais cette augmentation de volume tient à une congestion ou distension momentanée de tissu et non à un surcroît de nutrition du parenchyme de la thyroïde : elle passe ordinairement avec la cause qui l'a produite dans les pays secs et ventilés où les solides sont doués d'un ressort suffisant. Dans les pays où le goître est endémique, elle est une cause affaiblissante qui dispose toujours plus à cette maladie.

Quant aux secondes, des faits exposés précédemment il résulte que la nature des eaux est la cause efficiente du goître.

Elle rend raison de la fréquence de cette dégradation chez les habitants d'Andressein qui emploient pour boisson l'eau de la Bouigane, qui coule sur un fond schisteux. Ces eaux sont louches, troubles, et, pendant l'été, presque tièdes. Elles contractent, en peu de temps, dans les pots de terre où on les renferme, une saveur vaseuse très-prononcée, et elles semblent fades lorsqu'on les boit dans le lit même de la rivière.

Tandis qu'on trouve peu de goîtreux et de crétins chez ceux de ses habitants qui font usage des eaux du Lez, qui, coulant rapides sur un fond rocailleux, momentanément arrêtées par des fragments de rochers éboulés des montagnes voisines, retombent, écumeuses en petites cascades et se chargent ainsi d'une certaine quantité d'air.

« Dans un établissement public voisin de Paris, le goître, après s'être montré à plusieurs reprises autrefois, et avoir disparu pendant de longues années sans que l'on ait pu apprécier la cause de son développement et de sa disparition, a reparu subitement, et a atteint une vingtaine de sujets. Cette réapparition semble avoir coïncidé avec la consommation, dans l'établissement, d'eaux provenant d'un puits artésien, ou tout au moins de celles en usage dans cette localité, et qu'on avait cessé de prendre à la Seine. » (Ferrus.)

A Antignano (province d'Asti), on a constaté une différence notable dans les effets des eaux provenant de trois citernes :

1° Eau d'une citerne que boivent des personnes plus ou moins affectées de goître ;

2° Eau d'une citerne d'une famille de goîtreux et de crétins ;

3° Eau naturelle d'un puits de citerne dont aucune des nombreuses personnes qui la boivent ne sont atteintes de goître ni de crétinisme.

Bien que ces eaux aient offert à l'analyse des principes à peu près identiques — petite quantité de sodium et de calcium et de sulfate de chaux, matière organique abondante, iodures en petite quantité pour la première ;

Indices de chlorure de sodium et de calcium, et de nitrate de chaux, matière organique assez abondante, iodures en très-faible quantité pour la deuxième ;

Indices de chlorure de sodium et de calcium, très-faible quantité de nitrate de chaux, assez de matière organique, très-peu d'iodures pour la troisième;

Peut-on réellement en conclure à leur parfaite identité de composition quand leurs effets sur l'organisme sont différents, quand les diverses familles qui en font usage sont d'ailleurs placées sous les mêmes influences?

« La hauteur des localités d'Antignano, où se trouvent des crétins, égale celle de tous les pays montueux de la province. Le village est situé sur une hauteur riante. Les vallées qu'il domine sont plutôt étroites et ventilées, la plupart du côté du couchant; l'exposition du pays est au sud-ouest, les brouillards rares; l'atmosphère presque toujours tempérée et régulière dans toutes les saisons; il y pleut fréquemment au printemps, mais on y voit peu d'orages accompagnés de grêle. Le terrain argileux et pierreux y repose sur un sous-sol tufacé. » (Page 84 du Rapport de la commission sarde.)

Ainsi à Antignano toutes les autres conditions de localité étant favorables, il est raisonnable d'attribuer à l'eau de la première et de la deuxième citerne la faculté de produire le goître.

Même remarque de M. Chatin quant aux villages contigus de Fully et Saillon, dont il a été question précédemment.

Dans un mémoire présenté et lu à la Société des sciences de Chambéry, Mgr Billiet, archevêque, con-

sidère les eaux comme une cause très-influente ; il
dit, à la page 26 :

« Mais quelle est au fond la substance qui altère la
nature du sol et lui procure ses qualités nuisibles ?
Est-ce l'argile, l'alumine, la magnésie, la silice, le
talc et le gypse, etc. ? La question est trop peu avancée pour que l'on puisse rien affirmer sur ce point ;
nous nous bornerons à remarquer qu'en Savoie, du
moins, plus un terrain est argileux, plus les cas de
goître et de crétinisme sont fréquents. Quoi qu'il en
soit, il paraît que ce *principe pathogénique,* dont nous
ignorons la nature, est pris en dissolution ou charrié
mécaniquement par les eaux qui traversent certains
terrains, et que *c'est principalement par la boisson*
qu'il exerce sa pernicieuse influence sur le corps
humain ; c'est au moins une opinion généralement
accréditée. »

J'ai observé que ces eaux provenant des sources,
des ruisseaux, des torrents ou des puits qui servent
aux villages les plus infectés, se trouvent dans un
rayon plus ou moins rapproché d'eaux thermales ou
minérales. Ainsi il y a peu de pays plus riches en
eaux de cette nature que le Piémont et la Savoie, il
y en a peu aussi qui soient plus maltraités par le
goître et le crétinisme ; il en est de même du Rous-
sillon, des Hautes et des Basses-Alpes, du département de l'Isère.

Nous citerons les eaux thermales de Vinadio, de
Vaudier, d'Acqui, pour le Piémont ;

Celles d'Aix, de Saint-Germain, pour la Savoie ;

Celles de Baréges, de Cauterets, de Bagnols, de Cambo, de Saint-Sauveur, de Bonnes, pour les Pyrénées ;

Quelques sources d'eaux minérales sulfureuses, non utilisées dans le canton de Saint-Paul, en allant de Serenne à Maurin, puis au Melezen et au Pras ;

Les eaux du plan de Phasy, près de Guillestre ; celles du Monetier de Briançon, de Digne, de Greoux, pour les Alpes ;

Celles de la Motte, d'Uriage, d'Allevard, pour le département de l'Isère ;

Celles de Plombières, pour celui des Vosges ; du mont d'Or, pour l'Auvergne.

Il serait facile de prolonger ce parallèle pour d'autres départements et de l'appliquer à d'autres pays ; aux eaux de Bade, en Souabe, par exemple, etc.

Près de ces eaux en ébullition, se trouvent d'autres terrains qui recèlent d'autres éléments. Les eaux qui les traversent se saturent de principes gazeux, salins ou ferrugineux, qui, sans élever leur température, leur communiquent d'autres propriétés, et suivant que ces principes seront plus ou moins abondants, on aura les eaux gazeuses froides de Pougues, de Chateldon, de Saint-Mion, de Bar, de Vic-le-Comte, d'Alfter, de Sulzmatt, de Seltz ;

Ou les eaux ferrugineuses froides de Contrexeville, de Bussang, de Tongres, de Vals, de Spa, de Pyrmont ;

Les eaux salines froides de Sedlitz, d'Epsom, ou bien des eaux potables dont quelques-unes retiendraient quelques principes communs soit aux eaux thermales, soit aux eaux minérales froides; c'est ainsi que la belle source d'eau thermale de Saint-Gervais, en Savoie, surgit au pied des Alpes, à côté même d'un torrent d'eau glaciale.

N'est-il pas naturel de penser que les sources qui sont dans le voisinage des eaux minérales, ne leur doivent pas être tout à fait étrangères quant à la composition [1]?

Ce qui me paraîtrait venir en aide à cette opinion, c'est que sur chaque versant des Alpes on trouve, soit en France, soit en Piémont, à la même hauteur de ces grands soulèvements et presque sous le même climat, des pays de goître et des eaux thermales; ce

---

[1] C'est la remarque déjà faite par Hippocrate dans son admirable *Traité de l'air, des eaux et des lieux* :

« Après les eaux dormantes, de marais, d'étangs, etc., parmi les eaux nuisibles celles qui tiennent le second rang sont celles qui sortent des rochers; nécessairement elles sont dures; il en est de même de celles qui coulent d'un sol renfermant des eaux thermales, des mines de fer, de cuivre, d'argent, d'or, de soufre, d'alun, d'asphalte, de nitre; ces substances se forment en effet par l'action de la chaleur; toutes ces eaux sont de mauvaise qualité, dures, échauffantes; elles coulent difficilement par les urines, et s'opposent aux déjections. »

« Secundo vero loco eas quarum fontes e petris scaturiunt (duras enim esse necesse est); aut isthic ubi calidæ aquæ existunt, aut ferrum nascitur, aut æs, aut argentum, aut aurum, aut sulphur, aut alumen, aut bitumén, aut nitrum, hæc enim omnia præ violentia caloris nascuntur. Non itaque ex hujusmodi terrà aquæ bonæ prodeunt, sed duræ et æstuosæ quæ et difficulter emerguntur, et ad alvi egestionem contrariæ sunt. » (Page 46.)

qui rattacherait par quelques points l'histoire de ces pays et de ces eaux potables à la théorie des volcans.

Dans le voisinage des sources d'eaux thermales, croissent en beaucoup de localités des plantes tout à fait étrangères au pays; c'est ainsi qu'en face du plan de Phasy, de l'autre côté de la Durance, près d'une source minérale dont la température est de 22 à 26 degrés centigrades et qui tient en dissolution plusieurs sels, tels que :

Chlorure   de sodium.
   —   de manganèse.
Sulfate   de soude.
   —   de magnésie.
   —   de chaux.
Carbonate de magnésie.
   —   de fer.
Matière organique.
Iode, quantité très-notable,

et dont la composition par litre fournit en outre

71 gr. 76 d'azote.
19   33 d'acide carbonique,

on trouve, ainsi que M. Niepce en a fait la remarque, le capillaire de Montpellier, le poa et le plantain maritime, la samole de Valerand, l'ail jaune, le roseau commun, le jonc bulbeux, la prêle rameuse, etc. Le nostocte misentère croît dans les eaux mêmes de la source minérale; il a l'odeur d'éponge brute, et paraît doué de toute la force de végétation dont il jouit sur les rochers qui bordent la mer.

J'ai trouvé moi-même, à peu de distance des eaux thermales de Digne, la cinéraire maritime, et près de celles de Vinadio, la saponaire et la lobelia syphilitica.

CHAPITRE SEPTIÈME.

TRAITEMENT DU GOÎTRE.

On peut le diviser en *préservatif* et en *curatif* : le premier a pour objet d'atténuer l'action des causes prédisposantes et des causes efficientes; je dis d'atténuer, car l'abandon des lieux où siége leur action ne peut être proposé qu'aux personnes riches qui ne sont qu'une imperceptible minorité. L'homme pauvre tient à ses habitudes, à son pays, surtout s'il y possède une habitation et quelques moyens d'existence.

Il faut donc tâcher de lui donner quelques conseils pour rendre ce séjour moins insalubre.

Comment corriger la trop grande humidité de l'air et du sol?

Couper les arbres à larges feuilles, pernicieux dans les vallées resserrées, parce qu'ils favorisent l'humidité. Fodéré conseillait positivement de les couper tous dans une étendue de quatre cents pas autour des villes, bourgs, villages et hameaux des pays de goître. Quant au noyer et au châtaignier, dont il serait difficile d'obtenir le sacrifice à perpétuité de la part des habitants et dont la culture est indispensable, il serait possible de concilier leur conservation avec leur innocuité, en faisant ces plantations dans des biens communaux stériles, loin des habitations et au nord des propriétés; car ces arbres ne demandent pas un sol profond et viennent très-bien partout; d'ailleurs ce sacrifice, quelque impérieux qu'il fût, serait compensé par le labour des terres qu'occupent un si grand nombre d'arbres, dans des pays qui pour la plupart n'ont pas assez de blé pour leur consommation.

Mettre les habitations en plein vent et en plein soleil, et de façon qu'elles n'appuient par aucun de leurs côtés sur des rocs ou des terres élevées; établir des fossés autour de celles qui sont ainsi adossées, dessécher les marais, endiguer les rivières.

D'autres auteurs ont condamné le séjour dans les étables d'une manière absolue; nous examinerons :

1° Si le séjour dans les étables est aussi malsain qu'on le pense généralement;

2° S'il est possible aux habitants des montagnes de s'en passer;

3° Comment, dans le cas contraire, on pourrait assainir ce séjour [1].

Corriger les mauvaises qualités des eaux; on n'a que rarement la possibilité de prendre des eaux de diverses provenances. La plupart des habitants sont obligés de se contenter de celles qui coulent à leur portée.

Les observations qui suivent sur l'emploi du sel marin m'ont suggéré la pensée de l'utiliser pour cet

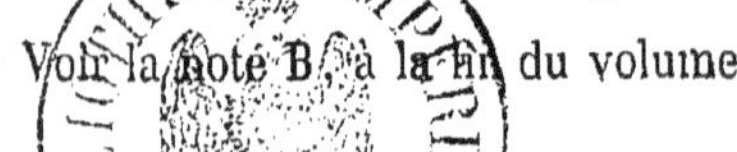

[1] Voir la note B à la fin du volume.

objet, d'autant plus qu'un certain degré de salure dans les eaux convient à plusieurs espèces animales; 2 grammes de sel marin que j'ai fait dissoudre dans un litre d'eau lui ont communiqué une saveur agréable et médicamenteuse. On pourrait donc à peu de frais rendre potables les mauvaises eaux.

Le conseil de MM. Chatin, Grange et Boussingault, de faire distribuer aux populations des sels iodifères comme assaisonnement pour les aliments, mérite d'être pris en sérieuse considération.

M. Niepce a employé avec avantage l'addition d'un ou même de deux millièmes de sel iodifère à la provision du sel nécessaire à une famille goîtreuse.

Traitement curatif du goître.

On le divise en interne et en externe.

Le goître endémique ne se comporte pas toujours comme une simple hypertrophie; quelquefois, mais ces cas sont rares, le corps thyroïde devient dur, rénitent et douloureux, sensible lorsqu'on le comprime, même légèrement.

Il convient alors dans le commencement d'employer un traitement antiphlogistique, la saignée générale, l'application des sangsues dans l'intervalle qui sépare les tendons des muscles sterno-mastoïdiens dans leur insertion au sternum, les cataplasmes émollients.

Lorsque la tumeur sera molle, qu'elle cessera

d'être douloureuse, si elle conserve encore un peu trop
de volume, elle pourra être considérée comme l'hypertrophie simple, dont nous allons exposer le traitement; ou si elle avait une tendance réelle à se con-
vertir en une sorte d'abcès, on donnerait en temps
opportun issue au pus par une incision longitudinale
d'un ou deux centimètres à la partie la plus déclive.

Avant la découverte de l'iode, parmi les remèdes
empiriques les plus vantés, étaient la poudre de
coquilles d'œuf à demi calcinée, les yeux d'écrevisses, l'écarlate, mais surtout l'éponge calcinée et
réduite en poudre. On les administrait ensemble ou
séparément à la dose de 2 gros (ou 8 grammes)
par jour, l'un le matin, l'autre le soir, dans de
l'eau ou du vin; mais le plus souvent sous forme
d'électuaire, de bols ou de pastilles tenus dans la
bouche le plus de temps possible pour en faciliter
l'absorption, et préalablement dissous au moyen de
la salive qu'on avalait ensuite.

Les eaux sulfureuses, naturelles ou artificielles.

Parmi les remèdes externes :

Les frictions sur la tumeur avec un liniment volatil camphré, ou avec l'onguent mercuriel étendu à
très-petite dose, un mélange de folles fleurs de tan,
de chaux éteinte en poudre et de muriate d'ammoniaque; le collier de Morand, fait en taffetas noir,
sur lequel on pose une carde de coton, et sur cette
carde on étend la poudre suivante :

Hydrochlorate d'ammoniaque, Hydrochlorate de soude décrépité, Éponge calcinée sans être lavée,	de chaque, parties égales.

On recouvre le tout avec une mousseline que l'on pique en carrés ou en losanges.

On applique ce collier sur le goître, du côté de la mousseline ; il ne faut le quitter ni jour ni nuit, et renouveler la poudre tous les vingt jours à peu près.

On a proposé de traverser la substance du goître avec une aiguille à séton. Quadri a publié plusieurs observations tendant à démontrer que l'on pouvait sans inconvénient passer successivement et en divers sens plusieurs sétons.

Malgré les assurances que de tels essais peuvent promettre, ce n'est pas sans appréhension qu'on enfonce une aiguille dans un corps aussi spongieux que la thyroïde. Je donnerais d'abord la préférence au séton sous-cutané, dont j'ai obtenu de bons résultats dans les engorgements glanduleux. On pourrait l'enduire de médicaments propres à exciter la suppuration et la fonte du goître.

D'autres auteurs ont eu recours à la ligature en masse. On cerne ainsi la base de la tumeur à l'aide d'une ou de plusieurs ligatures, ou l'on se contente de lier une ou deux artères thyroïdiennes supérieures.

Reste comme moyen extrême l'extirpation. Cette opération, recommandée par Celse et tentée dans quelques cas rares avec succès, est placée aujour-

d'hui par de grands chirurgiens au nombre de celles
que la prudence, la raison et l'expérience désavouent.

Mais l'action des remèdes, tant internes qu'externes, que nous avons énumérés, n'est point comparable à celle de l'iode.

M. Coindet n'a pas seulement eu la gloire d'enrichir la thérapeutique de ce précieux médicament, il
en a encore fait une heureuse application au traitement du goître.

Il a prescrit 48 grains d'iode pour une once d'alcool à 35 degrés, ou 48 grains d'hydriodate de potasse
ou de soude dans une once d'eau distillée. Il donne
dix gouttes de ces préparations dans un demi-verre
de sirop de capillaire et d'eau pris le matin à jeun,
une deuxième dose à dix heures et une troisième
dans la soirée en se couchant.

La deuxième semaine, 15 gouttes trois fois par
jour.

Et, vers la fin de cette semaine, 20 gouttes qui
contiennent un grain d'iode environ.

Quand les dissolutions salines n'avaient pu complétement faire disparaître le goître, on y a joint
depuis des frictions deux fois par jour, avec deux
grammes de la pommade suivante :

    24 Hydriodate de potasse. . .   2 grammes.
    Axonge.   45   —

Mais l'iode a eu le sort de plusieurs médicaments
héroïques, tels que le mercure et ses préparations.

Une fois devenu usuel, on en a forcé, exagéré les
doses. Alors il a produit des accidents, des irritations
chroniques de l'estomac, des amaigrissements rapides de tout le corps et particulièrement des mamelles.
Plusieurs malades, dans l'espoir d'en obtenir des
guérisons plus promptes, en prenaient des doses trop
élevées.

J'extrais d'un mémoire que M. Zinck a publié sur
l'usage abusif de l'iode, le passage suivant : « Aussitôt
que l'on eut indiqué la teinture d'iode pour guérir le
goître, on en fit un emploi inconcevable à Lausanne ;
il fut poussé si loin que je pourrais dire, sans trop
d'exagération, que le flacon de teinture d'iode se
portait en place de bonbonnière ; car j'ai vu des personnes le porter avec elles, à peu d'exceptions près ;
chacun en usait, même ceux qui craignaient que le
goître pût leur venir dans la suite, et dans les phar-
macies on donnait alors le médicament sans prescrip-
tion de médecin. J'ai compté avec M. Bischoff, pharmacien de notre ville, que, pour rester au-dessous
des quantités, on peut évaluer à 10 livres d'iode au
moins ce qu'il en a employé pour faire la teinture
qu'il a vendue la première année, et les autres phar-
maciens en vendaient aussi. Beaucoup de personnes
en faisaient venir de Genève, croyant, mal à propos,
qu'il serait meilleur. Cette manie de prendre de l'iode
a causé des victimes ; mais, en général, nous en avons
eu peu en comparaison d'un grand nombre d'individus qui ont fait usage de la teinture sans aucune

espèce de préparation, et ceux qui ont succombé nous ont tous montré un abus de dose [1]. »

Depuis que j'ai transcrit ces lignes, que je crois pourtant devoir laisser subsister comme avertissement sur les inconvénients qui peuvent résulter de l'usage intérieur et non sagement réglé de l'iode, M. Lasègue a proposé un mode d'administration propre à assurer l'innocuité de ce médicament à haute dose.

Ce praticien affirme, après de nombreux essais faits avec la teinture d'iode, que l'administration de cette substance à l'intérieur est tout à fait sans inconvénients, même à des doses qui dépassent celles habituellement prescrites. Mais pour éviter les sensations douloureuses, l'espèce de gastralgie qu'amène souvent l'administration de l'iode, il doit être de règle absolue de ne le donner qu'au moment du repas; l'excitation stomacale alors produite n'a rien de douloureux ni de nuisible, et ne fait que favoriser la digestion.

La dose prescrite avec cette précaution par M. Lasègue a été élevée progressivement de 8 à 10 gouttes deux fois par jour, à 5 et 6 grammes pendant le repas, en prenant pour excipient un peu d'eau sucrée ou de préférence du vin d'Espagne, qui masque mieux la saveur.

Les effets physiologiques signalés depuis longtemps par Lugol se sont régulièrement montrés, de même

---

[1] *Journal complémentaire*, avril et mai 1824.

que les résultats thérapeutiques, sans que jamais il soit survenu le plus léger accident qui traduisît une intoxication momentanée.

Les succès que le docteur Chrétien avait obtenus pour le traitement de la syphilis et autres maladies du système lymphatique, des préparations aurifères en friction sur la langue me firent conjecturer qu'en introduisant directement de la même manière dans le système absorbant un excitateur puissant tel que l'hydriodate de potasse, on épargnerait la sensibilité des voies digestives, et l'on aurait de meilleurs résultats qu'en faisant parcourir au remède un plus long trajet, à travers les absorbants de l'estomac et du tube intestinal.

A cet effet, je mélangeai par la trituration 4 grammes d'hydriodate de potasse avec 8 grammes de poudre fine de réglisse, et divisai le tout en cinquante-cinq paquets.

J'en prescrivis un paquet par jour, le matin à jeun, en frictions sur la langue, à un jeune homme de dix-huit ans, porteur d'un goître très-prononcé, lui recommandant en outre de garder le plus de temps possible la salive dans la bouche pendant la durée de la friction (5 ou 6 minutes), et de l'avaler ensuite. Au bout d'un mois, le goître avait perdu les trois quarts de son volume, et la thyroïde fut rendue à l'état normal par la continuation du traitement pendant vingt-cinq jours.

Pour agir sur des goîtres très-volumineux et chez

des personnes bien constituées, j'ai élevé la dose de
ce sel à 15 ou 20 centigrammes pour chaque friction
journalière. A cette dose, j'ai observé chez plusieurs
sujets, au bout de quinze ou vingt jours, un état
fébrile, que décelaient la fréquence du pouls, de la
chaleur, et un malaise insolite. Alors je suspendais
complétement l'usage des frictions pendant une quinzaine de jours, et diminuais la dose de ce sel de
moitié lorsqu'on les reprenait.

Quelquefois le goître devenait plus dur, plus sensible à la pression, ainsi qu'il arrive dans l'inflammation de ce ganglion, dont cet état se rapproche.
— Chez les sujets robustes, j'ai quelquefois employé
la saignée générale; chez les sujets faibles, des cataplasmes émollients et les saignées locales; mais chez
tous indistinctement je cessais les frictions, et ce
moyen seul a souvent suffi pour amener la cessation
du travail inflammatoire.

En présence des effets dus à l'hydriodate de potasse à si faible dose, je crois être fondé à penser
qu'il faut ne pas en porter l'usage interne à une dose
aussi élevée que l'ont fait quelques auteurs; et il est
à présumer, par analogie, que l'absorption de ce sel,
au moyen de frictions sur la muqueuse de la langue
ou de la bouche, produirait d'excellents résultats
dans le traitement des maladies syphilitiques. Je l'ai
essayé dans celui des maladies non vénériennes du
système lymphatique, telles qu'affections glandu-
leuses, gonflement de la lèvre supérieure, des ailes

du nez, ophthalmies scrofuleuses, abcès froids, fistules lacrymales et autres. — J'ai eu à m'en louer.

Dans le traitement des goîtres volumineux, lorsque la diminution ne marchait pas assez vite, je l'activais en appliquant sur la tumeur de la ouate saupoudrée de 50 à 60 centigrammes d'iode pur, doublée ensuite ou repliée sur elle-même pour éviter l'impression immédiate trop irritante des vapeurs iodées, et recouverte de taffetas ciré. — Dans les cas les plus réfractaires, j'ai réitéré cette application jusqu'à quatre et cinq fois, soit que j'aie employé l'iode pur, ou, ce qui revient au même, la teinture de cette substance affaiblie avec de l'alcool (4 ou 6 grammes pour 12 d'alcool) dont j'imbibais la ouate. La rubéfaction et la vésication qui en résultaient n'ont jamais laissé de traces durables ni de cicatrice désagréable sur la peau.

J'ai employé ce mode de traitement sur un grand nombre de sujets de sexe différent. Il me suffira de rapporter quelques observations qui prouveront encore mieux son efficacité, parce qu'il a réussi quand le traitement par la teinture d'iode à l'intérieur et la pommade avec l'hydriodate de potasse extérieurement avaient échoué.

M. P***, âgé de quinze ans, élève au petit séminaire d'Embrun, fut traité dans cet établissement d'un goître volumineux par les tablettes d'éponge calcinée d'abord, la teinture d'iode ensuite à l'intérieur, et la pommade d'hydriodate de potasse extérieurement.

N'ayant obtenu de ces moyens que fort peu de réduction dans le volume du goître qui le gênait considérablement pour le chant, et habituellement pour la respiration, il se voyait contraint de renoncer à ses études, qu'il avait poursuivies jusqu'alors dans le dessein de se vouer à l'état ecclésiastique, lorsque son père vint me consulter et me l'amena.

Je le traitai par l'hydriodate de potasse en frictions sur la langue, aux doses précédemment indiquées. L'emploi de ce sel fut continué pendant deux mois et demi : la thyroïde étant revenue à l'état normal, ce jeune homme reprit ses études. — Il dessert une paroisse comme prêtre depuis quelques années, et le goître n'a point reparu.

M. B...., capitaine des douanes, âgé d'environ quarante ans, d'un tempérament nerveux, sanguin, portait depuis plusieurs années un goître volumineux, occupant la partie antérieure et les côtés du cou, lorsqu'il fut envoyé dans les Alpes.

Il nous consulta, six mois après, pour un essoufflement habituel qui le gênait considérablement dans son service, et qui s'augmentait par intervalles, au point de figurer de véritables accès d'asthme nerveux.

La coïncidence d'un goître si volumineux qui altérait la voix de cet employé attira mon attention ; je le questionnai sur l'ancienneté de cette tumeur, dont l'existence était antérieure à la difficulté de respirer, à la dyspnée.

Je dis au malade qu'il convenait, à mon avis, de le traiter du goître pour améliorer la respiration. « Ainsi l'ont pensé, me répondit-il, plusieurs médecins que j'ai consultés; mais tous les traitements que j'ai faits pour le faire disparaître (frictions avec la pommade iodée, teinture d'iode prise intérieurement), tout a été inutile.

» Ce dernier remède m'a même fait du mal, et *m'a pincé l'estomac.* »

Je lui proposai alors l'hydriodate de potasse en frictions sur la langue. Comme le remède ne devait point passer par l'estomac, il n'en craignit point les effets, et s'y soumit volontiers.

Au bout d'un mois de traitement suivant la formule précitée, le goître avait perdu le tiers de son volume, dont la réduction alla en diminuant pendant l'usage de ce moyen, l'espace de deux mois encore.

Mais tels étaient les changements survenus dans la santé générale que la respiration n'était plus courte ni laborieuse, que cet employé n'eut plus d'accès d'asthme comme auparavant, que son service lui devint moins pénible, qu'il éprouva beaucoup de répit dans la toux sèche qui le fatiguait ordinairement, et qu'au bout d'un an les forces et l'embonpoint étaient satisfaisants.

Il me serait facile de multiplier les observations qui attesteraient les avantages de ce mode de traitement; mais devant le mentionner encore et l'ap-

puyer de quelques cas de pratique en traçant l'étiologie du crétinisme, et à l'occasion de l'influence du
goître sur les centres nerveux, sur le cœur et les
organes respiratoires, je me borne à ces deux
exemples.

L'utilité de l'hydriodate de potasse en frictions sur
la langue me donna lieu de penser que d'autres sels
de soude ou à base métallique employés de la même
manière pourraient être avantageux, d'autant plus
que le docteur Chrétien avait déjà expérimenté sur
plusieurs goîtreux le muriate triple d'or et de soude,
et constaté ses bons effets.

Je commençai par le chlorure de sodium, comme
étant un des agents principaux auxquels le collier
de Morand doit son efficacité.

Trois garçons de la même famille et leur sœur,
issus d'un père non goîtreux et d'une mère portant
un goître volumineux, désiraient être débarrassés
d'une tumeur analogue bien prononcée chez chacun
d'eux.

Ici la disposition héréditaire ne pouvait être mé-
connue; elle était en première ligne, puisque dans
la commune où ils résidaient et où ils étaient nés,
sur une population de 600 âmes, on ne comptait
que trois autres goîtreux, et pas un crétin.

Robert André	était âgé de 14 ans.
— Célestin	— 10
— Fortuné	— 9
Leur sœur Apollonie	— 18

Chez le premier et chez sa sœur, le goître s'était montré dès l'âge de sept à huit ans, chez les deux autres, de trois à quatre ans; mais chez tous il avait acquis assez de développement pour altérer la voix et gêner ces enfants dans les exercices de lecture à l'école.

Je remis à chacun d'eux 90 grammes de sel marin trituré, fin, et mêlé avec 16 grammes de poudre de réglisse, pour être employé à la dose d'une pincée, soir et matin, en frictions sur la langue.

Au bout d'un mois, quoiqu'il n'y eût encore que la moitié de la poudre d'employée à cause de sa saveur désagréable qui répugnait à ces enfants, tous ces goîtres avaient perdu la moitié de leur volume, qui se réduisit considérablement encore en continuant la même médication le mois suivant. Ce qu'il y eut de remarquable, c'est que l'état sanitaire de tous ces enfants, qui auparavant avaient tous le teint chlorotique, s'améliora beaucoup par l'usage du sel : tant cette substance, par la stimulation qu'elle exerce sur les glandes salivaires d'abord, sur l'estomac ensuite, et par sa mixtion avec le chyle, dans les secondes voies, augmente le ton des organes digestifs, celui des solides, en imprimant aux humeurs un plus haut degré d'excitabilité.

La même expérience, répétée sur d'autres goîtres qui ne dataient que de deux à trois ans, est venue confirmer la propriété du sel marin. J'essayai aussi le sulfate de fer (10 centigrammes mélangés avec un peu de sucre), pour la dose de chaque jour, employée de la même manière ; l'effet fut aussi marqué pour la diminution du goître ; mais l'hydriodate de potasse surpasse encore tous ces sels par son action sur cette tumeur.

Comme, dans le traitement du goître, on agit le plus souvent sur des enfants, et que les médicaments de mauvais goût leur répugnent, il importe de les leur offrir sous la forme la plus agréable et qui conserve toutes leurs propriétés. L'hydriodate de potasse se trouve souvent altéré dans le commerce par son mélange avec d'autres sels.

L'expérience m'a prouvé que 15 ou 20 centigrammes d'iode pur, trituré avec 6 grammes de ce sel mélangé avec la poudre de réglisse, possédaient toute l'activité désirable. Ce qui me fit conjecturer que l'iode pur, sans être mêlé à l'hydriodate de potasse, produirait peut-être d'aussi bons effets.

La disposition de ce corps à se volatiliser me le fit associer à une substance pour laquelle il eût de l'affinité, et qui en fixât les principes médicamenteux. Je choisis le sucre.

Voici la formule que j'ai adoptée :

Iode pur. . . . . . . 20 centigrammes.
Sucre. . . . . 32 grammes.

Pour bien diviser l'iode, on le triture avec un morceau de sucre dans un mortier de verre, on ajoute ensuite ce qui reste des 32 grammes réduits en poudre, l'on mêle exactement et on conserve dans un petit flacon bouché. La dose est de 60 centigrammes chaque matin, en frictions sur la langue. C'est 1/10 de grain d'iode qu'on emploie chaque jour. On pourrait sans inconvénient en augmenter la proportion jusqu'à 1/8 ou 1/7 de grain.

Les personnes qui en ont fait usage ne se sont pas plaintes de tiraillements d'estomac, en avalant la salive qui tenait en dissolution ce mélange.

Si l'on avait affaire à quelque constitution très-irritable, au lieu de pratiquer la friction à jeun, on ne la ferait qu'après le repas.

Des observations multipliées m'ont conduit à donner la préférence à l'iode pur mêlé au sucre, et non associé à l'hydriodate de potasse, comme produisant des effets aussi prompts et aussi marqués sur la diminution et la disparition du goître, et comme étant d'une saveur moins désagréable.

Une fois le corps thyroïde revenu à l'état normal, comment se comporte-t-il si le sujet reste soumis aux mêmes influences qui l'avaient hypertrophié?

Cette question mérite d'être discutée, parce que divers auteurs, Fodéré entre autres, ont écrit qu'il faut absolument changer d'air, si l'on veut éviter la récidive.

Ce conseil n'est point praticable pour le grand nombre; heureusement il n'est pas non plus indispensable. Sans émigrer, on se trouve souvent débarrassé du goître pour toujours ; car, d'une part l'action continue des modificateurs morbides tend à oblitérer la sensibilité des tissus à leur égard ; les habitants des cantons marécageux deviennent à la longue insensibles à l'action des émanations paludéennes ;

Et de l'autre, les changements que la succession des âges introduit dans le corps donnent plus de force de résistance contre l'action des diverses influences.

J'ai observé que la récidive du goître était moins à craindre lorsque, par l'administration de l'hydriodate de potasse en frictions sur la langue, on avait imprimé à tout le système une excitation salutaire, que si on n'avait eu recours qu'à l'éponge calcinée. J'ai souvent obtenu par les vapeurs iodées seules la réduction de goîtres très-considérables, et n'ai point eu occasion de constater de recrudescence ensuite ; mais au contraire, un grand nombre de fois, la diminution de la tumeur a toujours été notable, alors même que par insouciance on n'avait pas poussé le traitement jusqu'à parfaite résolution.

Ce qui nous fournit une explication de la loi suivante :

Quand un stimulant d'une certaine force et d'une certaine durée est appliqué à un tissu vivant, l'action qui en est la conséquence continue un certain temps, après que sa cause a cessé.

Ainsi, si la partie surexcitée par le médicament a

épuisé son excitabilité, les vaisseaux de cette partie éprouvent une diminution d'action. Si cette diminution s'étend au système nutritif de l'organe, la partie se rétrécit dans toutes ses dimensions.

SECONDE PARTIE.

DU CRÉTINISME.

Dans les pays de goître, on trouve des hommes tellement étranges de figure, d'expression, de manifestations instinctives, intellectuelles et affectives, de conformation ou de structure, de voix et de langage, que plusieurs naturalistes, MM. Virey dans son *Histoire naturelle du genre humain,* et Bory de Saint-Vincent, en ont fait une espèce à part.

La couleur de leur peau, dont le teint obscur se rapproche de celle des châtaignes, leur a fait donner dans la vallée d'Aoste le nom de *marrons ;* ailleurs, leur démarche vacillante et saccadée, celui de *pesants ;*

L'hébétude de leur esprit, celui de *cagots,* d'*innocents,* d'*imbéciles,* et suivant quelques auteurs celui de *crétins,* qu'ils font dériver de *chrétien, bon chrétien,* parce que pauvres d'esprit, ils étaient considérés autrefois, ainsi qu'ils le sont encore aujourd'hui dans quelques localités, comme *bienheureux* incapables de commettre des fautes.

L'origine de ce mot nous paraît plutôt provenir de la difficulté ou de l'impossibilité, chez ces individus, de se reproduire, de *castrare*, châtrer. De ce mot latin bouleversé, le peuple a fait en langue vulgaire le verbe *crestar*, qui a la même signification, et son dérivé *creston*, par lequel il désigne les animaux domestiques auxquels on a fait subir l'opération de la castration; et de *creston* on a fait *crestin* ou *crétin* en français, c'est-à-dire inhabile à se reproduire.

Ce n'est plus l'homme appliquant son instinct, sa raison à soulager ses misères, cherchant des aliments pour apaiser sa faim, des vêtements pour se couvrir, un abri, une demeure pour se garantir du froid.

Le crétin adulte serait dans l'impossibilité de pourvoir à tous ses besoins, s'il n'était entouré des soins paternels et maternels.

Par l'intelligence, il est au-dessous des animaux domestiques;

Par l'instinct de conservation, au-dessous des animaux inférieurs;

Vrai sujet de dégoût et de pitié pour les passants, mais d'un grand intérêt pour le pathologiste désireux d'étudier, dans les divers âges et degrés, les effets de cette dégénérescence si humiliante pour l'espèce humaine, d'en rechercher les causes et les moyens d'y remédier.

CHAPITRE HUITIÈME.

HISTOIRE DU CRÉTINISME.

Le crétinisme doit avoir une date très-ancienne dans les pays où il est endémique, bien qu'il n'ait été signalé que vers la fin du seizième siècle.

Les premiers observateurs se sont arrêtés aux phénomènes les plus saillants, à la surface des choses. C'est d'abord Félix Plater, médecin suisse, qui s'exprimait ainsi en 1500 :

« Sunt et aliqui stulti qui præter innatam stultitiam vitiis quibusdam notati sunt a natura : quorum aliqui passim occurrunt, maxime vero in certis regionibus frequentiores inveniuntur uti in Valesio pago, Bremio appellato ; plurimos in viis sedentes, quorum aliqui ad me Sedunum delati fuerunt, an forte aliquid auxilii ipsis adferre possem : vidi capite informi, interdum lingua immensa et tumida, mutos, strumoso simul aliquandò gutture, aspectu deformi, qui ante suas ædes collocati torvo visu solem intuebantur, ac bacillis digitorum interstitiis inditis, corpusque varie torquentes oreque deducto, cachinnum et admirationem prætereuntibus movebant.... »

Josias Simler, dans sa description du Valais, publiée en 1574, fait aussi mention des crétins ; puis

Forest, médecin hollandais, en 1680 ; Vagner, en 1680, dans son histoire naturelle de la Suisse.

Les observateurs qui leur ont succédé ont recherché la nature de la maladie : c'est d'abord Haller, en 1771 ; puis Coxe et de Saussure, dans les Alpes, en ont étudié les causes ; après eux, Malacarne, à Turin, en 1780 ; Ramond de Carbonières, dans les Pyrénées, en 1789, et Akermann, à Götha, en 1790.

Malacarne, suivant les traces de l'illustre Morgagni, fait l'autopsie de quelques crétins, et rapproche ainsi les dérangements des fonctions des altérations de structure.

Mais ce fut surtout le célèbre Fodéré qui a le mieux étudié le crétinisme, en faisant précéder cette étude de celle du goître ;

En démontrant l'influence successive du goître sur la dégénérescence des familles ;

En suivant le développement progressif du crétinisme et sa transmission héréditaire ;

En l'étudiant dans ses phases et dans ses différents degrés ;

En proposant les moyens prophylactiques les plus rationnels : dispositions législatives spéciales, mesures de salubrité, plan d'éducation qui annonçaient déjà le grand médecin légiste, le fondateur de l'hygiène publique.

Dans un sujet aussi important par son extension, aussi intéressant comme question d'histoire naturelle, c'est un devoir de récapituler les travaux antérieurs, parce que ce sont les matériaux apportés par chaque auteur à l'œuvre commune, et que, les notions historiques reliant les temps anciens avec les temps modernes, il en résulte, pour quiconque est bien aise de remonter aux sources et d'y puiser, une galerie de tableaux sur lesquels se repose agréablement la vue.

Définition du crétinisme et classification.

Le crétinisme consiste dans une évolution organique tardive de formation, irrégulière et souvent incomplète de structure; d'origine héréditaire, souvent accompagnée de goître; tellement faible d'activité vitale et intellectuelle surtout, qu'elle peut aller des nuances de l'hébétude jusqu'à l'obtusion complète de la pensée.

La classification des crétins est difficile, à cause de l'extrême variété qu'ils présentent.

Fodéré a divisé le crétinisme en complet et en incomplet. La commission sarde a regardé cette classification comme trop circonscrite; elle a établi trois catégories :

1° Les crétineux,

2° Les demi-crétins,

3° Les crétins.

Cette classification est aujourd'hui généralement adoptée.

En descendant des montagnes dans le fond des

vallées, on est frappé du contraste que présente la population :

Là, des hommes grands et robustes, au teint frais, au regard animé;

Ici, des hommes rabougris, au regard morne, à l'air hébété, aux mouvements lents.

Quelle différence entre les habitants de Vars, de Celiac en Dauphiné, et ceux de Risoul et de Reautier, qui ne sont qu'à deux lieues de distance !

Entre les habitants de l'Argentière, de Brezesio, en Piémont, et ceux de Vinadio, d'Aisone, de Mojola et de Galliola (vallée de la Stura)! C'est que déjà la dégénérescence crétineuse atteint les derniers et les marque de son sceau.

Mais il y a ici une distinction importante à faire à l'endroit de l'aspect que présentent les populations où sévissent le goître et le crétinisme, distinction qui nous amènera à modifier le traitement.

Suivant que l'atmosphère et le sol de ces localités, de même que les habitations sont humides;

Ou qu'une meilleure exposition dans le site, sur la pente des coteaux et en plein midi, dessèche le sol et purge l'atmosphère des vapeurs humides;

On aura, dans le premier cas, une population à figure empâtée et presque œdémateuse, aux paupières tombantes, à conjonctivite scrofuleuse, aux membres trapus, aux articulations grosses, à voix et à parole grasses;

Des goîtres volumineux et bien nourris;

Une végétation riche, abondante en prairies garnies d'arbres domestiques de diverses espèces;

Dans les vergers, des arbres qui prospèrent et attestent par leur élévation et leur rondeur, par leur branchage, par le vert et la fraîcheur de leurs feuilles, la vigueur dont ils jouissent;

Des plantes grimpantes;

Dans le second cas, une population à figure émaciée, aux traits tirés, au teint basané, aux muscles amaigris, aux membres allongés, à voix et à parole grêles;

Des goîtres arrondis, globuleux, plus consistants, à un seul ou plusieurs lobes;

Hommes et femmes ressemblent, par les formes de leur corps, la maigreur et l'expression de leur figure, aux peuplades qu'a rencontrées le voyageur J. Arago dans la Nouvelle-Hollande, et dont il nous a transmis le dessin;

Une végétation maigre et aride, peu d'arbres à essence forestière, ou s'ils y croissent, ils n'atteignent point une grande élévation et n'ont qu'un bien médiocre pourtour. Les arbres à fruit sont dans les mêmes conditions : pruniers et amandiers, abricotiers, cerisiers, même les noyers; mais en retour, leurs fruits sont plus exquis.

C'est déjà le premier degré d'altération que subit l'espèce humaine en ces contrées.

Ce qui différencie cette altération que nous venons d'établir d'après nature, suffirait seul à prouver que l'humidité n'est point la principale cause du goître

et du crétinisme, et sert à expliquer pourquoi de Saussure, ayant observé que les pentes méridionales de
la vallée d'Aoste étaient principalement infectées de
crétins, avait conseillé des plantations d'arbres autour
des habitations pour attirer un peu d'humidité et
rendre à ces corps amaigris la souplesse radicale que
la chaleur sèche leur enlève. À peu près comme dans
un appartement chauffé par un poêle, nous cherchons
à tempérer la chaleur trop sèche en y tenant de l'eau
constamment en évaporation.

C'est aussi la coutume chez les Arabes de se ménager au centre de leurs habitations une fontaine ou
un filet d'eau pour rafraîchir l'air, ou d'y planter des
acacias ou d'autres arbres qui leur procurent un peu
d'ombrage.

Après avoir établi cette ligne de démarcation entre
les crétins qui naissent, croissent et se développent
sous l'influence du soleil et ceux qui se développent
à l'ombre, nous allons étudier les caractères qui sont
communs aux trois catégories établies, en observant
que, suivant la remarque de M. Ferrus, « le crétinisme est moins hideux, moins enraciné, moins vi-
vace dans les Pyrénées que dans le Valais. »

1° *Crétineux* issu de goîtreux. (*Voir les pl.* I et II.)

Le crétineux est au demi-crétin ce que celui-ci est
au crétin complet.

En regard de l'homme jouissant de la plénitude de
ses facultés intellectuelles, le crétineux offre déjà un
commencement de dégradation physique et morale :

sa figure s'éloigne déjà, par sa conformation non moins que par l'expression, du type primitif auquel il appartient. Peu de capacité dans la région frontale, regard morne, ordinairement nez épaté, bouche large, menton carré, dents claires, souvent mauvaises et irrégulièrement implantées; teint basané ou brun; ordinairement goître; peu d'énergie musculaire, tendance à l'apathie, facultés intellectuelles peu actives, mais cependant encore suffisantes pour que la loi puisse laisser au crétineux, parvenu à l'âge de majorité, la libre administration de ses biens; conscience des sensations, puissance de les comparer et d'acquérir quelques notions élémentaires par des soins assidus, mais le plus souvent le désespoir des maîtres d'école qui se plaignent de ne pouvoir lui apprendre à lire, encore moins à calculer. Quelques-uns arrivent cependant à connaître la numération, et l'appliquent pour les besoins usuels de la vie.

2° *Demi-crétin* issu de crétineux ou du moins de père et mère goîtreux. (*Voir la planche* III.)

Ici, la dégénérescence est plus marquée; l'organisation subit une altération plus profonde.

Dans le système osseux, défaut de proportion entre les condyles des grandes articulations, qui sont très-gros, et le corps plus court et moins fort des os longs. Dans les os de la tête, moins de développement dans la région frontale;

Face aplatie; plus d'écartement entre les orbites;

ce qui donne à la physionomie quelque ressemblance avec celle des batraciens.

Dans le système cérébro-spinal, sensations plus obtuses, plus d'hébétude que chez les crétineux, souvent surdité, quelquefois mutisme complet ou voix gutturale et sons inarticulés, auxquels se joignent une gesticulation grotesque, une pantomime bizarre, insouciance du présent, peu de souci de l'avenir.

Dans le système musculaire, des mouvements saccadés, peu de stabilité, d'énergie, une démarche chancelante, relâchement des sphincters de la vessie et du rectum.

Dans le système sécréteur, bouche baveuse, langue épaisse, souvent diarrhée, et parfois incontinence d'urine.

Dans le système respiratoire, respiration stertoreuse ou sifflante, râle à grosses bulles, coexistence fréquente du goître.

Dans le système circulatoire, mouvements du cœur et battements du pouls plus lents que dans l'état normal.

Dans l'appareil générateur, organes médiocrement ou quelquefois fort prononcés : ce qui sert à expliquer pourquoi quelques auteurs ont écrit que les crétins étaient enclins à la masturbation, tandis que d'autres ont affirmé le contraire.

Parmi ces demi-crétins, plusieurs sont mendiants et fréquentent les foires et les marchés pour attirer la commisération des passants;

D'autres font des excursions dans les vallées voisines, où les poursuivent les taquineries et les espiégleries des enfants, ce qu'ils supportent avec peine et ce qui les détermine à retourner dans leur village, fort mécontents de cette pérégrination.

3° *Crétin complet.* — Issu de crétineux ou de demicrétin, ou de goîtreux de provenance goîtreuse aussi. (*Voir la planche* IV.)

Signes qu'il présente depuis la naissance jusqu'à l'âge de la puberté dans l'ordre anatomique :

L'enfant entaché de crétinisme à sa naissance présente, suivant Fodéré, un principe de goître du volume d'une noix environ, et, en l'absence de ce signe, un corps très-volumineux, presque œdémateux, et par cela même moins pesant, avec une tête et des mains disproportionnées.

D'après les remarques du docteur Guggenbulh et celles du docteur Trombotto, l'enfant qui doit devenir crétin a généralement une tête volumineuse et irrégulière ; il réussit difficilement à la tenir droite avant d'avoir atteint sa deuxième ou sa troisième année ; les fontanelles sont beaucoup plus larges qu'à l'ordinaire, les cheveux sont déjà très-épais et se rapprochent tellement des sourcils que le front est presque nul ;

Les yeux sont sans expression, indifférents à la lumière, et presque toujours fermés ; les paupières, gonflées et très pesantes, présentent très-peu de cils ; la physionomie est stupide ;

Le teint de la peau du visage, comme celui de tout le corps, est souvent livide dans les premiers mois, puis devient jaunâtre;

Le nez est épaté et comprimé à sa naissance, la bouche très-large; la langue, épaisse et grosse, dépasse les lèvres, qui sont elles-mêmes gonflées et allongées. — Les mères ont de la peine à la faire rentrer.

Même observation que celle de Fodéré relativement au goître.

Tête rentrée chez tous, cou court et gros, mais plus court à la nuque que dans la partie antérieure, en sorte que la tête tombe presque toujours en arrière ou ploie sur le côté;

Thorax mal construit, aplati supérieurement et latéralement;

Abdomen élevé et gonflé.

Toutefois, plusieurs auteurs, Akermann, Maffei, pensent, d'après plusieurs observations, qu'il est difficile de pronostiquer en beaucoup de nouveau-nés le futur crétinisme, ce qui se conçoit facilement; car lorsque ces signes manquent, c'est de la faiblesse de l'intelligence que se déduit surtout plus tard le degré de crétinisme dont un enfant est atteint; et plus on se rapproche de la naissance, moins il est facile de tirer de ce signe des inductions précises.

Ainsi, dans l'*ordre dynamique,* on n'a pu constater à cet âge que *des impulsions viscérales plus faibles* qui ressortent :

De la respiration généralement lente et rare, ainsi que la circulation ;

De la voix aigre et tremblotante ;

De l'indifférence à la lumière, à l'agitation de l'air et au son ;

De l'inaptitude à sucer le lait maternel (car ils prennent le sein avec plus de difficulté, sans le solliciter, mais ils ne le refusent jamais, et le quittent sans témoigner de regret) ;

De la difficulté des fonctions digestives (car ils vomissent souvent) ;

Et de l'irrégularité des déjections et de moins pressants besoins d'exonération ;

Ou *des sensations obtuses* qui se traduisent

Par des sons gutturaux analogues au grognement, au lieu du pleurer ordinaire ou du vagissement ;

Par le défaut d'expression dans les yeux ;

Par moins d'agitation que les autres nouveau-nés à la première impression de l'atmosphère et aux suivantes ;

Par l'immobilité des traits, que n'agite aucun sentiment de reconnaissance envers les mères ou les nourrices ;

Par des mouvements musculaires très-lents, d'autres fois convulsifs, et une plus grande tendance au sommel .

Mais à mesure que l'enfant croît, aux signes précédents il faut joindre le peu de progrès que fait le développement successif du corps ; bien que les enfants mangent beaucoup et avec avidité, et qu'ils passent le reste du temps à dormir, le corps a perdu l'apparence œdémateuse, il est sans ressort, et les nourrices le remuent comme un corps détendu et inerte : les extrémités sont le plus souvent grêles et faibles.

A l'époque où l'on place dans les mains des autres enfants quelques objets pour les distraire ou les amuser, ceux-ci, si on les leur présente, les laissent tomber à terre.

Inaccessibles aux sentiments de frayeur, leur physionomie est impassible.

La première dentition est plus tardive et plus orageuse, souvent mêlée de convulsions, et accompagnée d'une salive dégoûtante ;

Les dents, presque toujours plus écartées, mal rangées, deviennent noires, se carient et tombent sans être remplacées. D'ordinaire, les incisives de l'une et de l'autre mâchoire sont inclinées en avant.

Ce n'est que vers l'âge de sept à huit ans que ces enfants parviennent à se tenir debout, à marcher; indifférents aux jeux des enfants bien constitués de leur âge, ils sont paresseux, grognons et mutins.

S'ils ne sont pas affligés encore de mutisme et de surdité, ils commencent à articuler d'une voix criarde quelques sons à propos d'un besoin non satisfait.

Souvent, jusqu'à cet âge et au delà, la plupart de ces enfants sont incapables de se servir de leurs mains pour porter des aliments à la bouche. En cela, il faut bien admirer la tendresse maternelle, qui, pour suppléer à tant d'insuffisance, ne se lasse pas d'une tâche aussi longue, concentrant le chagrin d'avoir donné le jour à un être aussi imparfait.

A l'époque de la puberté, qui imprime chez l'un et l'autre sexe de si profondes modifications, on a noté quelques changements favorables chez un petit nombre de crétins, mais chez la plupart un état stationnaire. — Leur corps ayant atteint, quelques années après, tout le développement dont il est susceptible, il est nécessaire d'examiner en détail sa structure et l'état dynamique d'un tel organisme.

CHAPITRE NEUVIÈME.

STATIQUE DES CRÉTINS ADULTES.

Le recensement d'un grand nombre de crétins adultes prouve que la plupart n'atteignent point, quant à la taille, la hauteur d'un mètre : fort peu y arrivent; quelques-uns la dépassent.

La commission sarde a constaté qu'un grand nombre des crétins des vallées d'Aoste et de la Maurienne n'arrivent pas à 1 mètre 299 millimètres. Maffei en a cependant rencontré deux hauts de 6 pieds, soit d'un mètre 499 millimètres. Ces deux sujets appartenaient probablement au second type signalé par M. Ferrus : type qui se distingue par l'élancement du tronc, la gracilité des membres, la longueur, la flexibilité du cou et la forme anguleuse du visage, la saillie de la bouche déterminée par le prolongement des os maxillaires ;

Tandis que dans le premier type la taille est ramassée, les membres trapus, les extrémités grossièrement sculptées, le cou court et gros, le crâne volumineux, la face plate et dure, les joues molles et cellulaires, les lèvres boursouflées, les rides profondes.

Si l'on admet la définition du crétinisme proposée par M. Baillarger et telle que nous la comprenons nous-même, les sujets du second type doivent être

rangés dans la catégorie des idiots. Nous continue-
rons donc à nous occuper principalement des caractères propres au premier type.

Peau rugueuse, brune, en général couleur marron ;
d'autres fois tirant sur le jaune et parsemée de taches.

Corpulence. — Maigre et chétive en général.

Tête. — Configuration défectueuse et irrégulière.
D'après la description exacte qu'en fait le docteur
Trombotto, la tête du crétin pubère, qui a acquis le
maximum de son volume, est constamment écrasée
à la partie antérieure et large sur les côtés ; le front
très-bas, et presque nul chez quelques-uns, fuit d'a-
vant en arrière en s'élevant insensiblement jusqu'au
sommet où la suture sagittale s'unit à la suture lamb-
doïde, puis le crâne tombe verticalement, faisant une
ligne droite avec la nuque, et laissant de 23 à 25 centimètres de distance entre les deux oreilles.

Cette remarque du docteur Trombotto a une grande
importance en phrénologie.

La disposition du front réfléchit la faiblesse de
l'intellect ;

Le peu de profondeur des fosses occipitales inférieures et supérieures, constamment en rapport avec le
volume des organes qu'elles renferment, celle des impulsions génitales et de l'instinct de la philogéniture.

Or, nous savons que ces impulsions sont nulles ou
presque nulles chez le crétin complet ; tandis que des
observations empiriques multipliées ont révélé à Gall
que les personnes chez lesquelles la partie postérieure

9.

de la tête est très-développée et qui ont un cervelet volumineux sont plus enclines à l'acte générateur que celles qui sont dans des dispositions contraires, et ont conduit cet immortel scrutateur de la nature à établir que le cervelet est l'instrument primitif de l'instinct générateur;

Comme les lobes antérieurs du cerveau sont celui des facultés intellectuelles, — très-développées, de même que le front, dans la race caucasique;

Mais à l'état inférieur, chez les habitants de la Nou-velle-Hollande, qui présentent, dans la partie anté-rieure de la tête, une dépression effrayante. Aussi les voyageurs qui les ont visités ont-ils trouvé qu'ils n'avaient pas progressé; qu'ils n'avaient pas eu l'in-telligence nécessaire pour construire des cabanes pour s'abriter; qu'ils n'avaient pas d'agriculture; qu'ils ne savaient ni élever ni utiliser les animaux domesti-ques; que leur langage était extrêmement borné; qu'ils étaient bruts, enfin, et comparables à nos idiots.

Pour le progrès de la phrénologie, il est heureux de recueillir et de constater des adhésions éclatantes comme celle que vient de formuler un savant dans la proposition qui suit :

« Tout phénomène en physiologie reconnaît pour condition d'existence une disposition anatomique par-ticulière correspondante, et *vice versâ* toute disposi-tion anatomique entraîne une particularité corres-pondante dans les actes. Aussi faut-il se garder d'une erreur très-répandue qui consiste à croire, par exemple, que des actes différents, des sécrétions diverses, *des actes intellectuels divers*, seraient opérés par des glandes de structure identique, *par la même partie du cerveau*, etc. Cette erreur porte sur des observations tantôt inexactes, tantôt incomplètes. » (*Leçons de physiologie expérimentale appliquée à la médecine, faites au collége de France* par M. Claude Bernard, membre de l'Institut.)

La mensuration de la taille et de la tête des crétins, à divers âges, a donné lieu au tableau suivant :

AGE.	TAILLE.	Grande CIRCONFÉRENCE de LA TÊTE.	COURBE longitudinale.	COURBE transversale.	DIAMÈTRE antéro-postérieur.	DIAMÈTRE transversal.
De 7 à 10 ans.	Entre 0,720 et 1,000	Entre 0,450 et 0,500	Entre 0,290 et 0,300	Entre 0,258 et 0,270	Entre 0,145 et 0,170	Entre 0,147 et 0,150
De 10 à 15 ans.	Entre 0,790 et 1,090	Entre 0,470 et 0,520	Entre 0,296 et 0,320	Entre 0,266 et 0,280	Entre 0,160 et 0,175	Entre 0,148$\frac{1}{2}$ et 0,155
De 15 à 20 ans.	Entre 1,060 et 1,350	Entre 0,502 et 0,530	Entre 0,312 et 0,330	Entre 0,276 et 0,285	Entre 0,170 et 0,180	Entre 0,153 et 0,160
De 20 à 30 ans.	Entre 1,260 et 1,400	Entre 0,516 et 0,535	Entre 0,324 et 0,340	Entre 0,280 et 0,290	Entre 0,176 et 0,185	Entre 0,156 et 0,165

Front. — Très-étroit et bosses frontales à peine indiquées.

Diamètre. — Antéro-postérieur généralement plus court que le latéral pris d'une oreille à l'autre en passant par le sommet de la tête.

La moyenne de 100 mesures, par le docteur Trombotto, a donné pour le premier de 28 à 32 centimètres et pour le second de 32 à 36, et pour la circonférence, prise du nez aux trous auditifs et des trous auditifs à la protubérance occipitale, de 47 à 52.

Cheveux. — Ordinairement rares, d'autres fois touffus et hérissés, tirant, quant à la couleur, sur le châtain foncé, disposés quelquefois par mèches, et manquant quelquefois sur d'autres points; ordinairement courts chez les crétins.

Cuir chevelu. — Couvert de croûtes où pullulent des insectes parasites, et exhalant une odeur fétide.

Face. — Présentant ordinairement la même empreinte de stupidité chez les crétins de l'un et de l'autre sexe, et offrant peu de variation; quant à l'expression de la puberté jusqu'à la vieillesse, à cause de l'uniformité de la vie qui s'écoule dans une apathie complète, point de différence (entre les sexes); crétins et crétines se ressemblent.

Arc des sourcils. — Irrégulier, ordinairement dépourvu de poils, et qui rend plus appréciable la dépression frontale sus-orbitaire signalée par M. Ceriso, et que M. Ferrus a rencontrée aussi chez les idiots.

Paupières. — Souvent œdémateuses; bords libres, rouges, avec des cils très-clairs, d'autres fois épais et grossiers, croissant en divers sens et entre-croisés de manière à ressembler au trichiasis, et à causer ainsi un larmoiement continuel ou à coller les paupières, surtout vers l'angle externe, par une exsudation purulente.

Yeux. — Très-écartés, souvent affectés du strabisme convergent, et rarement en proportion l'un avec l'autre. La commission a constaté une distance extraordinaire de leurs angles internes de 40 à 50 millimètres. *Iris* de couleur brune, regard indécis, stupide.

Nez. — Écrasé, enfoui à la racine, narines largement échancrées.

Pommettes. — Saillantes.

Bouche. — Largement fendue, souvent entr'ouverte, lèvres grosses et épaisses.

Dents encroûtées de tartre et mal rangées, mal implantées, souvent inclinées en avant, formant un angle ouvert, au lieu de tomber directement, celles de la mâchoire supérieure sur celles de la mâchoire inférieure, qui souvent déborde l'autre, et fréquemment affectées de carie. Lorsque les dents de lait tombent, il n'en repousse plus d'autres. La langue épaisse déborde souvent les lèvres et laisse couler la salive.

M. Ferrus a noté, chez les plus dégradés d'entre les crétins, l'aplatissement de la voûte palatine, et chez les moins avancés, souvent l'étroitesse et l'élévation de cette voûte : disposition qui leur est commune avec les idiots et plus encore avec les imbéciles.

Traits. — Grossiers, peau du visage rugueuse, sillonnée de rides ou plutôt de plis flasques et profonds et dépourvue de barbe, chez les crétins, mais présentant quelques poils follets dans l'un comme dans l'autre sexe.

Oreille externe. — Souvent mal conformée, pavillon très-large et manquant des replis ordinaires.

Cou. — Gros et ramassé, court, ordinairement recouvert à la partie antérieure d'un goître volumineux; souvent difforme, quand il n'existe pas de goître; larynx fort petit, souvent comprimé et déformé par le goître.

Thorax. — Tantôt déprimé sur les côtés, tantôt saillant en avant ou bombé en arrière, tantôt court et large, d'autres fois étroit et irrégulier à droite et à gauche, ce qui provient de la mauvaise conformation des côtes et souvent de la courbure vicieuse de la colonne vertébrale.

Mamelles. — Ordinairement peu développées, petites et molles.

Abdomen. — Volumineux : ce qui paraît dépendre de la grande quantité d'aliments dont se gorgent les crétins.

Parties sexuelles. — Il existe, à ce sujet, une grande anomalie : chez quelques crétins très-avancés, la verge est réduite à un petit cylindre surmonté d'un gland très-petit, en rapport avec de petits testicules ; tandis que, chez plusieurs demi-crétins, elle a une grosseur plus qu'ordinaire, les testicules sont plus volumineux, le scrotum long et présentant de larges plis. Chez les uns et les autres, il y a peu de poils, de même que chez les crétines, dont les grandes lèvres sont petites, flasques et pendantes.

Extrémités. — Membres amaigris, saillies musculaires presque nulles, articulations grosses, longueur des bras et des avant-bras disproportionnée comparativement à celle des cuisses et des jambes : celles-ci ordinairement plus courtes avec des malléoles très-prononcées, surtout l'interne qui rase presque la terre, par la direction du pied couché sur le bord interne, en marchant.

Mains larges et épaisses, pieds plats, doigts des mains et des pieds gros et épais, surmontés d'ongles mal conformés.

CHAPITRE DIXIÈME.

ÉTAT DYNAMIQUE DES CRÉTINS.

C'est dans le rapport de la commission piémontaise qu'on trouve les renseignements les plus exacts sur l'état des fonctions chez les crétins, étudiées d'abord dans la vie organique, puis dans la vie animale ou de relation.

Je suis le même ordre, qui est sans contredit le meilleur.

Respiration. — Tardive, souvent embarrassée, sifflante ou râleuse, alors même qu'il n'y a pas de goître; circulation lente, abaissement de la température du corps.

La respiration de l'homme sain est à celle du crétin dans la proportion de 18 à 15 par minute; la quantité de l'air absorbé dans vingt-quatre heures par le premier, de 1015 grammes, par le second, de 845,83 grammes.

Ces observations sont dues au docteur Savoyen, de même que celles sur le pouls des crétins, qu'il a trouvé plus lent de trois ou quatre pulsations par minute, et sur la température, plus basse de deux ou trois degrés. Le même auteur pense que le sang veineux est prépondérant chez tous les habitants des vallées infectées, soit qu'il absorbe une moindre quantité d'oxygène, soit que des miasmes malfaisants altèrent l'air atmosphérique, et rendent l'hématose pulmonaire imparfaite. Cette opinion se rapproche de celle du docteur Gugger, qui voit la cause prochaine du crétinisme dans la constitution d'un sang artériel qui pèche non-seulement en qualité, mais en quantité.

L'analyse du sang de plusieurs crétins a fourni à M. Niepce beaucoup de sérum, peu de fibrine ; il a constaté une diminution notable de l'albumine et du nombre des globules.

Digestion. — Indifférents sur le choix des aliments, les crétins les avalent sans les mâcher, et l'on peut conjecturer que c'est aussi sans les déguster, puisqu'on en a vu manger même leurs excréments.

Comme ils sont très-voraces, le sentiment de la faim les tourmente, et peut seul les faire sortir de leur torpeur habituelle. — Si ce besoin n'est point servi, ils s'impatientent, entrent en colère, et s'emportent au point de battre leurs proches; mais une fois rassasiés, ils expriment leur contentement par des grimaces, vont s'accroupir dans leur coin habituel et se livrent au sommeil.

Leur nourriture se compose ordinairement de bouillies ou de végétaux, tels que la soupe aux herbes.

Malgré l'imperfection de leur appareil masticatoire et la grande quantité d'aliments dont ils se gorgent, ils ont rarement des indigestions, excepté dans la saison des fruits, que le vent fait tomber avant leur maturité des arbres qui entourent les habitations, fruits qu'ils mangent alors habituellement, ce qui leur cause des diarrhées, des coliques, et même la dyssenterie.

Évacuations et sécrétions. — Les évacuations alvines et urinaires, chez les demi-crétins comme chez les crétins complets, sont souvent involontaires, surtout pendant la nuit et lorsqu'ils sont pris de diarrhée. Chez les premiers comme chez les seconds, il y a presque toujours une salivation visqueuse très-abondante, ce qui doit être une cause de débilitation.

La peau rugueuse des seconds se prête peu à la transpiration, aussi est-elle sèche en hiver comme en été, ce qui autorise à penser que ce défaut de perspiration cutanée est remplacé par la salivation ou par la surabondance de l'excrétion urinaire.

Acte de la génération. — Avant qu'on eût établi plusieurs catégories de crétins, il n'y avait que confusion dans les notions relatives à leurs désirs érotiques, très-prononcés suivant quelques voyageurs, nuls suivant d'autres. — Cette proposition ne doit pas être prise dans un sens absolu, mais relatif : *désirs prononcés* généralement quant aux crétineux et demi-crétins, dont les parties génitales sont très-développées, et beaucoup plus chez les demi-crétines, qui provoquent les hommes par les poses les plus luxurieuses, parce que les sentiments moraux ne font point équilibre aux impulsions génitales ; mais *impulsions* qui ne peuvent point tourmenter, et qui ne tourmentent réellement pas le crétin complet, dont les organes génitaux sont à l'état rudimentaire.

Un tel être ne peut éprouver le besoin auquel la nature a confié la perpétuité de l'espèce. Il est frappé d'impuissance, et ce signe a dû servir à caractériser cette anomalie, ainsi que nous l'avons exposé dans les recherches étymologiques.

La puberté, dans l'un et dans l'autre sexe, est beaucoup plus tardive ; la menstruation l'est également, peu abondante et irrégulière.

S'il survient une grossesse, souvent elle n'arrive pas à terme ; dans le cas contraire, l'accouchement présente des difficultés à cause de l'étroitesse ou d'autres vices de conformation dans les os du bassin ;

Et l'allaitement aussi, en raison de la flaccidité des mamelles et du peu de lait qu'elles sécrètent.

Forces musculaires. — Les puissances qui meuvent la charpente osseuse du crétin manquent d'énergie non-seulement native, mais aussi par défaut d'exercice, car il passe les jours entiers sans changer de place, presque immobile comme un terme. — Quelques-uns passent leur vie attachés sur une chaise à bras, incapables de porter les aliments à la bouche, et entretenus vivants par la main d'autrui.

Chez les crétins qui ne sont pas si gravement affectés, nous avons à considérer la pose, l'allure, la marche et les gestes.

La pose. — La tête pesante, inclinée en avant ou sur les côtés, les extrémités inférieures demi-fléchies, souvent un des bras pendant à la manière des paralytiques, et un bâton dans l'autre main, pour donner à son corps un peu de stabilité, le crétin se décide à sortir de son inaction.

La marche. — Sa démarche est lente, saccadée, chancelante et avinée; le moindre obstacle le fait trébucher et l'expose à des chutes fréquentes s'il veut courir. Les objets qu'il rencontre sur son passage font peu d'impression sur lui; rarement ils éveillent son attention, car il les voit d'un œil terne plutôt qu'il ne les regarde.

Parmi les demi-crétins qui s'occupent aux travaux de la campagne, il en est pourtant qui soulèvent de lourds fardeaux et les transportent à une certaine distance; mais ceux-là mêmes sont bientôt fatigués, et cherchent à se reposer.

L'allure. — Incertaine, embarrassée, souvent besoin d'appui; gestes lourds et grossiers.

Déterminations instinctives. — Nous avons déjà mentionné la faim en traitant de la digestion, et l'instinct de reproduction, en traitant de l'acte de la génération.

Instinct de relation. — Les soins qu'exige la longue enfance des crétins en familiarise quelques-uns avec les personnes qui les leur donnent; mais ordinairement ils n'éprouvent aucune attraction pour elles, bien au-dessous en cela de nos animaux domestiques : du chien, qui aboie de joie à la vue du chasseur; du cheval, qui hennit et regarde son maître d'un œil caressant.

A mesure que le crétinisme perd de son intensité, on voit percer quelques sentiments d'affection, même de reconnaissance, d'attraction ou d'éloignement. Le crétin sourit alors aux gens qui lui donnent quelque friandise ou qui lui cèdent un objet qu'il convoite.

Les crétins n'ont point l'instinct de sociabilité entre eux ; plus souvent ils s'évitent, ou s'ils se rencontrent, ils se disputent; ils s'amuseront de préférence avec des chiens ou d'autres animaux.

Organes des sens.

Sens de la vue. — Chez quelques crétins les yeux sont très-sensibles à la lumière, chez d'autres ils le sont si peu qu'ils peuvent regarder fixement le soleil. En général, c'est celui de tous les sens qui est le moins affecté, sous le rapport de la perception des impressions, puisque la plupart des crétins voient se conduire, reconnaissent les corps qui sont placés à certaines distances et les personnes qui leur donnent habituellement des soins ; mais ces objets n'éveillent point leur attention, ce qui tient à la faiblesse de leur intelligence; et une fois dans leurs mains, ils les laissent tomber à terre : leurs regards sont alors inanimés et sans expression.

Quelques crétins sont aveugles par suite d'ophthalmies scrofuleuses négligées qui ont produit des
albugo, des cicatrices ou des taches sur la cornée
transparente.

Ouïe. — L'imperfection de ce sens présente beaucoup de variété chez les crétins : les uns ont l'ouïe
délicate, et sont surtout impressionnés par les sons
aigus, sans être sensibles aux charmes de la musique, tandis que d'autres n'entendent pas même
l'explosion d'un coup de pistolet qui part près de leur
oreille; d'autres sont sourds-muets.

Goût. — Il semble que le goût qui nous dirige
dans la recherche des substances nécessaires à l'entretien, à l'assimilation, à la réparation du corps,
devrait être moins sujet à altération que les autres
sens, hors le cas de maladie des organes digestifs ou
autres. — Nous avons dit, en traitant de la digestion, que les crétins avalaient leurs aliments sans
paraître les déguster; ils se nourrissent indifféremment des mets les plus grossiers et de ceux qui sont
d'un bon choix et bien assaisonnés.

On pense assez généralement que la salive visqueuse et épaisse qui couvre continuellement leur
langue est un obstacle à la dégustation; mais cette
inaptitude à discerner les saveurs tient à une lésion
de la manière de sentir, inhérente elle-même à l'organe du goût, à la langue.

Odorat. — Il est rare que le goût soit lésé sans que
l'odorat le soit aussi : ces deux sens, comme dit Mon-

taigne, se tiennent par une double couture. — Il est plus que probable que l'odorat est nul chez le crétin avancé, puisqu'il passe les jours entiers couché sur un tas de fumier ou accroupi sur ses ordures. — La disposition de ses cavités nasales, dans lesquelles l'air passe rapidement sans s'arrêter, et le peu de développement des cellules éthmoïdales ne sont pas favorables à l'exercice de ce sens; mais c'est surtout des crétineux et des demi-crétins, lorsqu'ils ne sont pas assez gênés pour ne pouvoir rendre compte de leurs sensations, qu'on peut apprendre comment ces deux sens se comportent chez eux.

Un crétineux, goîtreux en même temps, père d'une nombreuse famille, âgé d'environ cinquante ans, non sujet à salivation habituelle, m'a assuré qu'il ne distinguait au goût aucune soupe; il ne connaissait pas non plus si l'on y avait mis ou non du sel ou du poivre, si la viande cuite était fraîche ou salée, si le vin était bon ou mauvais.

L'odorat n'était pas dans de meilleures conditions; les odeurs les plus désagréables aux autres, la fumée même la plus épaisse ne l'incommodaient pas; un jour, au cœur de l'hiver, traversant avec un compagnon une montagne couverte de neige, et saisis par la tourmente et le froid, ils se réfugient dans un cabanon dont la neige obstruait l'entrée. Ils allument du feu avec un tas de foin qu'ils y trouvent ramolli par la neige. La fumée, qui n'avait d'autre issue que l'ouverture d'entrée, devint tellement épaisse, que le compagnon, sur le point d'être asphyxié, eut beaucoup de peine à sortir; quant à lui, il respirait librement, et revint sans peine dans le cabanon enfumé pour y chercher, une fois son chapeau, l'autre fois son bâton. — Chez ce crétineux, l'ouïe et la vue étaient en bon état.

Tact. — Le tact étant d'autant plus fin que la peau est moins rude, ne peut être que grossier chez le crétin, car ce sens se lie à la sensibilité des téguments. Or, elle est tellement obtuse, que le crétin se couche indifféremment sur le sol ou sur la paille, qu'il ne se plaint jamais de n'être pas assez vêtu, qu'il porte, même en hiver, des vêtements légers ou qui ne le couvrent qu'imparfaitement, et en été des habillements en laine qui ne le surchargent pas. Il craint si peu le froid, qu'il se roule sur la neige; si peu la chaleur, qu'il reçoit sans sourciller les rayons du soleil d'août ou de juillet, et les piqûres des mouches qui couvrent son visage et les parties dénudées du corps, sans daigner y porter la main pour les chasser; et si peu la douleur, qu'on en a vu supporter sans se plaindre des écorchures ou de graves incisions qu'ils se font à eux-mêmes lorsque, munis d'un couteau, ils découpent d'une main incertaine et mal assurée un morceau de bois qu'ils veulent façonner pour un outil ou d'autres usages.

Voix. — La voix, grasse et grave chez le goîtreux, embarrassée chez le crétineux et le demi-crétin, devient tellement rauque chez le crétin, qu'on l'a comparée au grognement du cochon. Ses cris inarticulés n'ont rien d'humain, ils causent de l'horreur; ses cheveux en désordre, ses yeux hagards, donnent à sa figure une expression hideuse.

La plupart des physiologistes, et Haller en particulier, ont attribué la discordance de la voix à celle des deux moitiés non symétriques du larynx, à l'inégalité de force des muscles qui meuvent les cartilages arythénoïdes, d'accord dans les nerfs qui vont de chaque côté à cet organe, et de réflexion des sons dans l'une et l'autre narine.

Si le crétin complet ne parle pas, ce n'est pas uniquement à cause de la surdité, puisque quelques-uns chez lesquels l'ouïe subsiste ne parlent pas non plus. — La plupart des crétins complets ne font entendre que des monosyllabes, et s'aident de quelques gestes à défaut de langage, lorsque toutefois ils ne sont pas complétement idiots. Les demi-crétins, lorsqu'on les contrarie, témoignent leur mécontentement par des murmures, et s'en vont en grommelant.

Intelligence. — C'est l'attention qui fait éclore l'intelligence; mais l'attention elle-même naît des sensations; or, la force et la durée des sensations est liée à la perfection des organes des sens autant qu'à la stimulation de l'encéphale, par les impressions qui lui sont transmises. Elles sont si faibles chez le crétin dont les organes sont imparfaits, chez le crétin privé d'un ou de plusieurs sens, que sa vie s'écoule entre le sommeil et la faim.

Chez eux, les impressions des sens n'excitent jamais des idées claires. Les mouvements de leur cerveau et ceux de leurs muscles sont faiblement liés avec leurs sensations correspondantes, et ils sont capables de peu d'efforts au delà de ceux qui sont immédiatement nécessaires pour l'existence, et qui se rapprochent des mouvements instinctifs.

On a remarqué que l'intelligence, chez le crétineux comme chez le demi-crétin, se développe en proportion de son aptitude à l'acte de la reproduction, tandis que chez le crétin complet l'âge de la puberté ne vient point, sous ce rapport, améliorer son organisme. Beaucoup des premiers en éprouvent une révolution salutaire qui se formule ainsi chez quelques-uns : ils sont sensibles aux démonstrations de bienveillance, et reconnaissent les personnes de qui elles partent, surtout si ces personnes sont d'un sexe différent. Ils fuient les gens qui leur ont donné occasion de se plaindre, sans se laisser aller pourtant à des sentiments de haine ni de vengeance.

Les rapports de perception que leur procure la vue sont les premiers, et marchent avant ceux de la forme, des couleurs, de la consistance et du mouvement des corps inertes. — Ils évitent d'instinct une physionomie sévère, comme ils éviteraient un précipice.

La parole, chez le crétin moins avancé, chez le demi-crétin, donne la mesure de son intelligence, parce que la parole est alors une production des sensations et des idées intérieures.

C'est surtout par la mémoire, la moins altérée de leurs facultés intellectuelles, qu'ils sont éducables à un certain degré.

Quelques-uns sont susceptibles d'acquérir quelques notions de lecture, d'écriture, mais il est fort douteux qu'ils parviennent à en saisir le sens.

« Dans les pays où règne le crétinisme, dit Fodéré, il est des individus en grand nombre qui, quoique non sourds ni muets, et ayant appris à faire divers exercices du culte et plusieurs actes familiers, n'agissent cependant que par imitation et sans y rien comprendre; leur intelligence est si bornée qu'on ne peut parvenir à leur faire compter des nombres un peu élevés sur les doigts.

» On remarque encore que, par une singularité aussi inexplicable, plusieurs de ces individus doués d'une aussi faible intelligence naissent avec un talent particulier pour copier du dessin ou pour la musique. J'en ai connu, ajoute-t-il, qui ont appris d'eux-mêmes à toucher passablement de l'orgue ou du clavecin, d'autres qui s'entendaient, sans avoir eu de maîtres, à raccommoder des horloges et à faire quelques pièces de mécanique. Cela tient vraisemblablement à l'organisation plus parfaite de l'organe sous la dépendance duquel se trouve tel ou tel art, et non à l'entendement [1], car ces individus non-seulement

---

[1] *Traité du goître et du crétinisme*, p. 131 et 133. — Ces faits, écrits sans prévention, témoignent en faveur de la localisation des penchants et des facultés.

ne savaient pas lire dans les livres qui traitaient de ces matières, des principes de leur art, mais encore ils étaient déroutés lorsqu'on leur en parlait, et ils ne se perfectionnèrent jamais. »

Qualités morales.

Incapables de comprendre la valeur, ni le nombre, ni la qualité des choses concrètes, les crétins ne savent distinguer ni le sujet de la récompense, ni celui du châtiment, par conséquent ni le bien du mal; et comme les idées de justice, de moralité exigeraient une étude plus compliquée, leur instinct ne peut aller jusque-là;

Tandis que les demi-crétins, dont généralement la faculté d'expression par la parole reste toujours très-imparfaite et se rapporte principalement aux besoins instinctifs, conservent assez la mémoire des personnes, des lieux et du bienfait ou du mauvais traitement qui s'y rattache, témoignent aussi par leurs gestes ou leurs grimaces qu'ils ont des idées, qu'ils peuvent les comparer, et s'impatientent quand ils ne parviennent pas à se faire comprendre, s'aidant du substantif, rarement du verbe, pour désigner ce qu'ils convoitent. Mais quand ils paraissent très-occupés de la recherche ou de la poursuite d'un objet, il suffit de leur en présenter un autre pour qu'ils ne songent plus au premier.

Caractères accessoires.

Habillement. — Une chemise et une longue tunique ou robe de laine de couleur brune, ou en toile grossière, composent d'ordinaire l'unique vêtement des crétins chez les deux sexes, afin qu'ils ne soient point gênés pour satisfaire les besoins d'exonération, et pour rendre les soins de propreté plus faciles.

CHAPITRE ONZIÈME.

ANATOMIE PATHOLOGIQUE.

Os du crâne. — Souvent soudés aux sutures et fort épais, très-pesants, d'autres fois minces et privés de diploé en divers endroits.

Le docteur Charles-Frédéric Stahl a constaté des arrêts de formation, entre autres la persistance des fontanelles chez un sujet de cinquante ans; chez d'autres, les deux pièces de l'occipital mal jointes, la séparation de l'os basilaire et du sphénoïde, le rocher trop court ou trop faible, les osselets de l'ouïe spongieux et irréguliers, les apophyses mastoïdes presque effacées; une moitié du coronal plus saillante que l'autre, un pariétal plus large, l'espace destiné au cervelet trop petit. Dans un cas cité par Malacarne, la cavité du crâne était plus petite des deux tiers, les trous valsalviens situés aux angles lambdoïdiens des os temporaux beaucoup plus larges, et les trous nommés *déchirés*, situés à la base du crâne entre l'apophyse basilaire de l'os occipital et la portion pierreuse des temporaux, presque bouchés, de sorte que le nerf de la huitième paire, le glosso-pharyngien et l'accessoire de Villis étaient très-gênés dans leur passage, l'apophyse basilaire de l'os occipital presque horizontale, ce qui fait que la gouttière du même nom n'a pas la concavité nécessaire pour loger, comme dans un demi-canal, la moelle allongée, et la contraint, pour pénétrer dans le trou occipital, d'affecter une position presque horizontale.

Les frères Wenzel ont aussi rencontré un défaut de symétrie dans le méat auditif. — Le droit et le gauche n'étaient pas situés sur la même ligne; l'un était plus en avant, l'autre plus en arrière, la cavité gauche du cervelet plus spacieuse que la droite.

Cerveau. — Examinés *dans leur volume,* le cerveau et le cervelet présentaient les mêmes irrégularités, surtout celui des grands hémisphères altérés dans leurs lobes antérieurs ou postérieurs, les premiers plus petits, les derniers plus raccourcis; rarement il y avait un excès, plus souvent un défaut de développement, suivant Akermann, Vanderlich, Hacquet et le docteur Niepce.

Dans le nombre de leurs circonvolutions. — Fodéré a trouvé que les circonvolutions étaient moins nombreuses; Iphofen, qu'elles étaient plus profondes; Malacarne, que le nombre des lamelles n'était, chez le crétin, que de 300 environ, tandis qu'il est d'environ 500 à 600 chez l'homme sain.

Dans la densité. — Plus de consistance, d'après les observations de Malacarne, de Fodéré, d'Autenrieth, de Seiler, du docteur Ruffinelli;

Et moins, dans les cas qui se sont offerts à Rosch, au baron Bich d'Aoste;

Beaucoup de variation dans ceux de Prochaska, Vest, Odet et du docteur Niepce; la substance blanche souvent en excès aux dépens de la corticale. — Dans une autopsie citée par le docteur Puget, le cerveau présentait une densité remarquable dans l'hémisphère gauche, pendant que le droit était très-flasque (le sujet était affligé d'une hémiplégie gauche complète).

Dans la dimension des ventricules. — Le droit souvent plus large que le gauche, tous les deux distendus par de la sérosité, dont on a aussi souvent remarqué une exsudation dans la cavité du crâne, ou entre les membranes.

Dans les altérations organiques. — La dure-mère épaissie, adhérente au crâne ou à l'arachnoïde, et par elle à la substance cérébrale, plusieurs fois un ramollissement partiel de la substance cérébrale, les couches optiques souvent plates et peu développées, les éminences mamillaires souvent peu apparentes, de même que les corps striés. — Hacquet a trouvé un gros tubercule près des tubercules quadrijumeaux; Autenrieth, une tumeur ronde volumineuse au bord du grand trou occipital.

Moelle allongée. — Ordinairement moins large et peu consistante, plus petite, baignée dans une sérosité plus abondante; éminences pyramidales et olivaires peu distinctes.

Artères vertébrales et artères basilaires. — D'un calibre bien inférieur à celui des artères d'autres cadavres non crétins disséqués en même temps par le baron Bitch, pour en faire la comparaison ; trous intervertébraux du cou aussi plus petits.

Système nerveux. — Schiffner a noté que les nerfs trijumeaux, le facial, le pneumo-gastrique, présentaient dans le lieu de leurs divisions des ganglions ou gonflements de même que l'intercostal ; les nerfs encéphaliques ont paru à Fodéré être, à leur origine, moins mous et moins pulpeux.

Larynx. — Capacité moindre, cordes vocales petites, épaisses et infiltrées de sérosité.

CHAPITRE DOUZIÈME.

DIAGNOSTIC DIFFÉRENTIEL.

Plusieurs auteurs se sont efforcés de tracer une ligne de démarcation entre l'idiotie et le crétinisme.

Suivant M. Ferrus, les idiots de nos hospices diffèrent des crétins en ce que les premiers ont le corps bien conformé, quoiqu'ils présentent la même annihilation morale et intellectuelle que les seconds.

M. Baillarger ne saurait admettre que les idiots au dernier degré ne diffèrent très-essentiellement qu'au moral des hommes ordinaires, et que leurs formes, quoique repoussantes, ne sont pas toujours insolites.

M. Niepce, dans le parallèle qu'il a fait des goîtreux et des crétins, après avoir rappelé que les idiots sont scrofuleux, rachitiques et mal conformés, ajoute : « Les crétins, au contraire, jouissent d'une bonne santé, et leur corps est bien conformé. »

Cette divergence dépend évidemment du groupe de crétins choisis, dans le premier cas, par M. Ferrus, et dans le second, par M. Niepce.

L'idiotie, d'après Esquirol, commence avec la vie, ou dans cet âge qui précède l'entier développement des facultés intellectuelles et affectives. Les idiots sont ce qu'ils doivent être pendant tout le cours de leur vie; tout décèle en eux une organisation imparfaite ou arrêtée dans son développement.

Le même auteur rapporte à ce sujet plusieurs observations constatant des vices de conformation ou d'ossification, tels que des nodosités, des gonflements, des courbures nombreuses ressemblant à des fractures vicieusement consolidées, et termine cette revue par cette conclusion :

« Les idiots sont rachitiques, scrofuleux, épileptiques ou paralysés.

» Les crétins offrant les mêmes variétés d'incapacité intellectuelle, d'insensibilité physique, ne diffèrent de ceux-ci qu'en ce que, nés dans les pays de montagnes, ils portent des goîtres plus ou moins volumineux. »

La commission sarde ne trace que les caractères différentiels du crétinisme d'avec l'imbécillité acquise ou accidentelle, qui est toujours la conséquence de quelque maladie du cerveau, soit traumatique, soit dynamique, d'épilepsie, d'hydrocéphalie, de manie invétérée.

Ce qui nous autorise à penser que l'idiotie innée n'a point paru à la commission différer essentiellement du crétinisme congénial.

Dans les tableaux statistiques des crétins, les idiots ont été confondus avec les premiers, puisque les seconds figurent pour les huit dixièmes sur le nombre total : c'est ce qui résulte d'un travail publié par M. Duclos, médecin en chef de l'asile d'aliénés de Betton, près de Chambéry.

M. Baillarger élève encore cette proportion : « Je reste donc convaincu, ajoute-t-il, que dans les pays infectés de crétinisme, et dans les vallées des Pyrénées en particulier, les huit ou neuf dixièmes des individus désignés sous le nom de crétins ne sont autre chose que des idiots ou des imbéciles. »

Pour nous, les uns et les autres ne sont que des variétés de la même dégénérescence, provenant de l'intensité d'action plus ou moins grande de la même cause, puisqu'il n'est pas rare de rencontrer dans la même famille un crétineux, un idiot et un crétin, et ce qui vient encore à l'appui de notre manière de voir, c'est qu'à Sainte-Marie aux Mines, d'après les indications fournies à M. Ferrus par M. Renauldin, sur une population de 11,000 âmes, il y avait encore tout récemment 111 idiots ou idiotes et 60 crétins ou crétines ; il est donc incontestable qu'à Sainte-Marie aux Mines il existe une idiotie endémique ; car ce fait que, suivant M. Renauldin, l'idiotie aurait remplacé le crétinisme, autrefois plus fréquent, ne change rien à la question, ainsi que le fait observer M. Baillarger.

D'après cet auteur, l'idiotie serait l'arrêt de développement des facultés intellectuelles avec développement général de la constitution.

Le crétinisme serait l'arrêt simultané de développement des facultés intellectuelles et de la constitution générale.

Reste à examiner l'opinion d'Akermann, qui soutient que le crétinisme n'est que le plus haut degré du rachitisme; mais les rachitiques, de même que les scrofuleux, se font remarquer par une intelligence peu commune, et la plupart des crétins n'ont point les nodosités du système osseux qu'on rencontre chez les premiers. On distinguera aussi facilement le sourd-muet du crétin, si l'on fait attention que la parole ne manque au premier que parce qu'il n'entend pas, mais il pense et se fait comprendre par signes;

Et que l'ouïe, bien que subsistant à divers degrés chez le second, ne suffit pas à lui apprendre à parler, tant il y a chez lui d'imperfection dans l'intelligence et dans les organes locaux, et de difficulté d'exprimer ses besoins par des signes sensibles.

CHAPITRE TREIZIÈME.

DE LA DISTRIBUTION DU CRÉTINISME.

Dans tous les pays de goître, et dans plusieurs familles goîtreuses qui ne contractent point des alliances avec les habitants des communes voisines non infectées, on rencontre le crétinisme, qui en est la conséquence, ou l'imbécillité à divers degrés. Pour la distribution de ces deux affections en différentes contrées du globe, voir page 17.

Si le crétinisme s'implantait isolément dans une famille, ce serait déjà un grave sujet d'affliction pour elle; mais dans les localités où il est endémique, il n'est pas rare de rencontrer dans la même maison plusieurs enfants crétins de divers degrés, d'autres fois quelques-uns de l'ordre le plus avancé.

Les tableaux déchirants que j'ai vus à cet égard ne sortiront jamais de ma mémoire.

Qu'on ne s'imagine pas que la fréquence de cette infirmité rende les parents moins sensibles à ce malheur dans leurs enfants!

Le récit suivant est de nature à peindre leur désolation. Je le tiens de source certaine.

Un homme de l'arrondissement de Barcelonnette, s'étant rendu à l'une des foires du haut Dauphiné, lia conversation avec un habitant de l'une des communes les plus infectées du département des Hautes-Alpes.

L'entretien, après avoir roulé sur divers sujets, tomba sur leurs familles respectives. C'est alors que le second exhala ses plaintes sur la sienne (car il y avait trois crétins) et ajouta : « Que vous êtes heureux dans votre vallée ! vos enfants sont robustes, intelligents ; ils sont dans le cas, une fois grands, de gagner leur vie ! Tandis que nous, qui habitons sur les bords de la Durance, c'est beaucoup si, sur quatre enfants, nous en avons un qui soit capable de gouverner la maison. »

Une infirmité aussi répandue, faisant le désespoir des familles, si humiliante pour l'espèce humaine, doit nécessairement attirer la sollicitude des gouvernants. C'est à bon droit qu'ils s'en préoccupent.

CHAPITRE QUATORZIÈME.

MALADIES DES CRÉTINS.

C'est une opinion généralement accréditée dans le pays des crétins, qu'ils sont exempts de plusieurs maladies, notamment des fièvres éruptives de l'enfance, telles que variole, rougeole, fièvre scarlatine.

Les renseignements que j'ai recueillis à ce sujet établissent en effet que la rougeole et la scarlatine, de même que la variole, en atteignent un petit nombre, quoique, en ce qui regarde la variole, les parents négligent communément de les faire vacciner.

Quant aux autres affections maladives, le peu d'attention qu'on donne aux crétins fait qu'elles passent souvent inaperçues ou négligées. Mais elles n'en sont pas moins réelles quoique moins nombreuses; car, s'ils sont moins sensibles aux variations atmosphériques, et nullement ou fort peu aux impressions morales, vu l'uniformité de leur vie, qui les expose moins aux brusques changements d'exercice et de repos, et leur état apathique;

Les vices de conformation de la tête et du thorax, la gêne des organes renfermés dans ces cavités, les disposent davantage aux altérations du système nerveux, aux convulsions;

Le goître, aux congestions cérébrales, aux affections du poumon, à celles du cœur;

La faiblesse de leur constitution, aux scrofules, au rachitisme, aux hernies, à l'hydropisie;

Le défaut de propreté, à la gale, à la pellagre.

Nous allons passer en revue ces diverses affections, en commençant par le goître.

Du goître chez le crétin.

Un bon nombre de crétins ont le goître : dans quelques vallées, c'est le tiers, dans d'autres, c'est la généralité; chez plusieurs, il est congénial, chez d'autres, il apparaît au bout de trois ou quatre ans, et continue de grossir jusqu'à vingt-cinq ou trente ans. Il acquiert quelquefois une consistance cartilagineuse. Il affecte la même variété dans ses proportions que chez les sujets non crétins : chez les uns, il est mobile et globuleux, bilobé ou trilobé; chez d'autres, il est aplati.

Quand il est très-volumineux, il produit des congestions cérébrales passives et des lésions organiques du cœur, même la cachexie exophthalmique ou affection nouvellement décrite sous ce nom et caractérisée par des palpitations de cœur, des battements tumultueux des artères, surtout des carotides, la tuméfaction du corps thyroïde et une double exophthalmie.

Quelques auteurs considèrent le goître comme un des caractères du crétinisme. — La commission pié-

montaise pense qu'il n'en constitue pas un symptôme
essentiel, mais qu'il n'en forme qu'une concomitance
purement accidentelle.

De l'asthme.

La plupart des crétins en sont atteints, ce qui dépend autant du goître que du vice de conformation
du thorax.

La respiration est tellement bruyante, que la main
appliquée sur le sternum perçoit la sensation du
travail intérieur, comparable au gargouillement que
produit l'eau en ébullition avec des végétaux hachés
dont on emplit une marmite.

L'inspiration de l'air produit un sifflement, et son
passage à travers les mucosités qui obstruent les
bronches un râlement dont le crétin ne peut se débarrasser par la toux et l'expectoration, vu la faiblesse des muscles qui président à l'expiration.

Le froid augmente chez lui la difficulté de respirer,
rend les lèvres livides, la figure violacée. L'asthme
ne revient pas par accès, mais il est rémittent, augmentant par l'exercice et diminuant dans la saison
des chaleurs. — Quelquefois l'exacerbation se déclare quand le crétin est en repos.

Si quelques crétins asthmatiques paraissent exempts
de goître, une observation plus attentive parvient à
découvrir que plusieurs l'ont en dedans.

Maladies des centres nerveux.

Les convulsions et l'épilepsie sont des accidents qui viennent souvent empirer la condition des crétins adultes.

L'éclampsie se rencontre fréquemment dès l'enfance, que ces accidents proviennent de la compression de l'encéphale par l'irrégularité des os du crâne, ou par une collection de sérosité dans les ventricules ou dans les méninges. — Suivant le docteur Paterson, la collection aqueuse qui constitue l'hydrocéphale n'est que la suite de l'inflammation ou de l'irritation. — Rush partage son opinion; c'est aussi celle des modernes.

Il n'est pas sans exemple que les accès épileptiques, après s'être montrés pendant plusieurs années, finissent par disparaître. Dans le plus grand nombre des cas, ils deviennent très-rapprochés. — Le docteur Clarke a reconnu que les attaques pouvaient être éloignées par un régime sévère, par l'abstinence des liqueurs fermentées et des aliments tirés du règne animal; souvent ces attaques finissent par laisser le crétin paralytique. Une affection convulsive que j'ai trouvée assez fréquente chez les demi-crétins, et surtout chez les demi-crétines, c'est la danse de Saint-Guy.

Maffei a observé chez plusieurs crétins une suspension momentanée des rapports extérieurs pendant ces accès, périodiquement et plusieurs fois le jour. Les crétins restent les yeux ouverts et fixés au ciel, ou sur quelque objet, sans remuer les paupières, la bouche ouverte, presque sans respiration, immobiles et comme en extase.

D'autres ont des accès de manie furieuse d'une durée très-courte et à des jours fixes, ce qui rend ces malheureux irascibles, et capables de nuire par l'énergie musculaire momentanée qu'ils tournent alors contre les personnes qui les entourent.

De quelques autres affections qui peuvent compliquer le crétinisme.

La mauvaise alimentation des crétins, le séjour dans les étables, où ils passent la plus grande partie de leur vie, la privation de la lumière solaire, le défaut de propreté, font que le rachitis et les scrofules, sous diverses formes, sont communs parmi eux. — La plupart sont atteints de conjonctivites scrofuleuses, de kératites ulcéreuses, d'ophthalmies oculo-palpébrales, qui, négligées, aboutissent souvent à la cécité; plus rare est la scrofule osseuse.

Leur état profondément anémique les expose aussi davantage, dans les lieux bas, humides ou marécageux, à la fièvre typhoïde, aux fièvres intermittentes, dont les accès se terminent rarement par la transpiration, à cause de la sécheresse de la peau, et les conduisent à l'hydropisie; souvent même cette maladie se déclare sans avoir été précédée de la fièvre intermittente, mais elle survient à la suite de diarrhées chroniques, des gastro-entérites lentes.

La teigne, la gale, que la malpropreté dans laquelle vivent les crétins rend si communes, la pellagre, si fréquente dans le nord de l'Italie, ne réclament pas d'autres moyens curatifs que ceux qu'on oppose d'ordinaire à chacune de ces affections.

Durée de la vie chez les crétins.

Indépendamment des affections morbides dont nous venons de faire l'exposé, les crétins courent les hasards d'autres maladies sporadiques; ils ne sont pas exempts non plus de celles qui sont épidémiques, ainsi qu'on a pu le croire légèrement.

La brièveté de leur existence répond à la faiblesse de leur organisation.

La durée de la vie du crétin varie entre vingt-cinq, trente ou quarante ans.

Les demi-crétins ont des chances d'existence d'autant plus longue qu'ils sont moins dégénérés. Chez quelques-uns, elle se prolonge jusqu'à soixante ans et au delà. Le goître, à cet âge, diminue souvent de volume, de même que chez les crétineux et chez les goîtreux non entachés de crétinisme.

CHAPITRE QUINZIÈME.

ÉTIOLOGIE DU CRÉTINISME.

Considérations générales.

La commission sarde, résumant l'opinion des divers auteurs touchant les causes du crétinisme, et après en avoir discuté la valeur, les divise en causes locales permanentes, en causes sociales amovibles et en causes individuelles.

1° Les causes locales permanentes résultent de l'atmosphère, du sol, des eaux, de l'insolation;

2° Les causes sociales amovibles, des mœurs, des habitudes privées, de la manière de vivre et de l'éducation;

3° Les causes individuelles, des particularités de conception et de l'hérédité.

L'examen des causes individuelles ne vient qu'après celui des causes locales permanentes et des causes sociales amovibles; tandis qu'il aurait dû le précéder si la commission eût été bien pénétrée de l'influence majeure qui dérive de la mauvaise constitution des parents, et c'est sur cet article qu'ont été transmis les renseignements les plus inexacts. Laissons parler la commission elle-même.

« L'état sanitaire des parents, sans égard à leur plus ou moins d'intelligence, pouvant être plus souvent une occasion de crétinisme, considéré sous le rapport de leur constitution physique, la commission, pour éclaircir par des données statistiques ce point important, avait demandé aux curés de désigner sur les tableaux l'état de santé du père et de la mère de chaque crétin, leur aspect extérieur et leur tempérament.

» Malheureusement, ou ils n'ont pas répondu d'une manière satisfaisante à cette partie du questionnaire, ou ils n'ont pas répondu du tout, ou la réalité des faits ne correspond pas aux réponses obtenues.

» En effet, il résulte des observations consignées dans les tableaux qu'un bon nombre de parents sont parfaitement sains, tandis que les recherches faites sur les lieux par le docteur Trombotto prouveraient tout le contraire, puisque ce délégué de la commission assure que dans les pays endémiquement affectés, les familles dans lesquelles on rencontre des enfants crétins ont un père, ou plus souvent une mère, sinon tous les deux ensemble, d'une constitution presque toujours scrofuleuse, ou bien ces parents sont goîtreux ou difformes de figure et de corps, et quand les parents ne sont pas dans les conditions susdites, c'est le grand-père ou quelque collatéral ascendant qui a présenté ces conditions. » (Page 192 du rapport.)

Quant à nous, parmi les éléments producteurs du crétinisme, nous établirons en première ligne ceux dont l'action nous a paru essentielle ou principale, en seconde ligne, ceux qui interviennent comme causes aggravantes; mais avant de formuler en détail cet exposé, comme c'est de la connaissance approfondie des causes et de leur importance respective que se tirent les indications du traitement, nous reprenons d'abord cet examen d'après la commission elle-même; on jugera mieux par là de la différence de nos opinions et du degré de confiance qu'on peut leur accorder.

La commission avoue que l'étude des causes est entourée de difficultés; qu'elles naissent :

« De la difficulté du sujet;

» Des recherches faites le plus souvent dans une seule des localités infectées;

» Et enfin de la méthode défectueuse et erronée qu'on a suivie.

» 1° *Difficulté du sujet.* — Il s'agit d'une complexité des causes, lesquelles sont toutes hors de l'individu dégénéré; il s'agit d'examiner comment les influences hygiéniques qui dominent dans une localité infectée ont pu agir défavorablement sur toute une population; depuis quelle époque ces influences se sont fait sentir; comment la suite des générations s'est peu à peu corrompue, et comment le crétinisme a été le résultat final de cette dégénération.

» 2° Parmi les auteurs qui ont limité leurs recherches à une seule des localités infectées, les uns ont soutenu que le crétinisme est une maladie particulière aux vallées profondes, aux pays situés à une certaine élévation au-dessus du niveau de la mer; et les autres, qu'il est produit par les mêmes causes que le goître, par l'usage des eaux séléniteuses ou de quelque aliment particulier.

» 3° D'autres auteurs se trompent tout à fait *dans la méthode.* — Au lieu de rechercher les raisons de la dégénération crétinique hors du crétin, ils attribuent, en prenant l'effet pour la cause, le crétinisme à ce qui en est déjà un des résultats.

» Ainsi quelques-uns ont admis par erreur, parmi les causes du crétinisme, le trop de dureté ou le trop de mollesse du cerveau, le défaut de développement du système nerveux, la qualité du sang et d'autres faits analogues, bien que ces accidents soient déjà des effets secondaires du crétinisme, et que comme tels ils ne puissent être considérés comme causes de la dégénération première. »

La commission déclare d'avance que l'étude des causes dont elle s'est occupée regarde spécialement le crétinisme endémique. — Elle n'a pas compris sous cette dénomination « celui dont on rencontre deux ou trois cas isolés dans une population, mais bien celui qui laisse chez une grande partie des habitants une empreinte particulière de déformation physique et de peu de capacité intellectuelle.

» Le crétinisme sporadique, qui se manifeste chez quelque sujet isolé, dans un pays dont la population est robuste et intelligente, est dû le plus souvent à une cause accidentelle, et il ne peut être l'objet de recherches générales. » (Page 170 du rapport.)

Telle n'est point la méthode que nous avons suivie. — Plusieurs cas de crétinisme sporadique, en l'absence de causes générales, ne peuvent se rattacher qu'aux conditions d'hérédité, qu'à une cause individuelle, et des circonstances moins complexes présidant à sa formation nous permettront de mieux étudier le mode de production.

Quand le crétinisme deviendra endémique, nous passerons à l'examen des causes qui le rendent plus étendu : liant ainsi le mode de propagation à celui de formation, cette jonction justifiera le choix de la méthode qui, par l'observation des cas plus simples et d'une analyse moins compliquée, nous aura permis d'imprimer des caractères de positivité à nos recherches initiales.

La commission, abordant de suite l'étude plus compliquée des causes du crétinisme endémique, après avoir exposé chaque cause présumée en particulier et les nombreux cas exceptionnels qui rendent son action plus que douteuse, ce que M. Ferrus qualifie judicieusement *édifier d'une main et renverser de l'autre*, la commission, ne trouvant pas des motifs assez plausibles de certitude, ou tout au moins de probabilité assignable à chaque cause isolément considérée, n'accorde de valeur absolue qu'à leur combinaison binaire, ternaire, multiple enfin, puisqu'on lit à la page 197 :

« Quelle que soit la manière dont ces causes agissent, elles ne peuvent être regardées comme causes directes du crétinisme : ce sont les mêmes causes directes d'insalubrité qui, plus ou moins nombreuses, produisent dans d'autres pays les écrouelles, le rachitis et autres semblables vices organiques.

» De même, on ne peut attribuer exclusivement à une seule d'entre elles la genèse du crétinisme, sans se mettre en contradiction avec les nombreux faits exceptionnels qui se rencontrent constamment et d'une manière absolue dans les localités infectées.

» Pour le développement du crétinisme, il faut le concours simultané de plusieurs causes. — Celles qui sont locales et inamovibles se trouvent, par bonheur pour l'humanité, insuffisantes; il y faut encore la présence d'autres causes qui tiennent à la vie sociale. »

Cette confusion dans la part afférente à chaque cause vient, selon nous, de ce qu'on a rapporté jusqu'à présent aux mêmes influences la genèse du goître et celle du crétinisme [1];

---

[1] Nous lisons dans l'ouvrage de M. Niepce, p. 292, t. I : « Le goître et le crétinisme étant deux infirmités qui se traduisent sous deux aspects différents, qui sont très-souvent associées, et qui sévissent dans les mêmes vallées et dans les mêmes familles, et quoiqu'il y ait certainement beaucoup de goîtreux qui ne soient pas crétins, comme il y a peu de crétins sans goître, je crois devoir attribuer ces deux infirmités *aux mêmes causes*. »

L'auteur les divise en causes *directes* et *indirectes*; les premières, inhérentes aux pays infectés, telles que la configuration du sol, la nature de l'air, des eaux, de l'insolation, etc., produisent directement le goître et le crétinisme, qui, sans elles, n'existe-

Tandis que nous avons vu que la nature des eaux paraît en première ligne comme cause principale du goître, et le goître, à son tour, héréditaire ou acquis, COMME CAUSE PRINCIPALE OU ESSENTIELLE DU CRÉTINISME par ses effets locaux et généraux sur l'organisme.

Étiologie du crétinisme sporadique.

Les auteurs qui ont traité du crétinisme sporadique s'accordent tous à classer parmi les causes de cette affection la mauvaise santé ou un vice de constitution du père ou de la mère, les commotions morales pendant la grossesse, l'ivrognerie, en un mot tout ce qui tend à porter le trouble dans la circulation et la vitalité du cerveau. Comment pourrait-on douter d'après cela que le goître, en influant par la compression des vaisseaux sanguins sur cet organe, n'en

raient pas ; les secondes sont celles dont l'influence ne suffirait pas pour produire ces deux infirmités si elles agissaient seules, mais qui en favorisent le développement et aident à l'action des causes directes ; parmi elles on peut ranger la manière de vivre des habitants, les habitations, les habitudes, le commerce, l'industrie, le tempérament, les maladies qui règnent ordinairement, la grossesse, les circonstances qui s'y rattachent.

Si le même auteur ajoute, p. 167, t. II : « J'ai prouvé que le goître et le crétinisme avaient des rapports tellement nombreux qu'ils m'ont décidé à les considérer comme les conséquences de la dégénérescence de l'organisme, dont le premier effet était le goître et le dernier le crétinisme, » il n'en infère pas que le goître ait produit le crétinisme, mais que l'un et l'autre sont le résultat des influences délétères qui sévissent en plus grand nombre et avec plus d'intensité au centre qu'à l'origine des vallées. (Page 168.)

altérât l'énergie ou les fonctions au point de rendre cette influence sensible sur les enfants qui proviennent d'une union où le père et la mère sont goîtreux, l'un ou l'autre, et quelquefois tous les deux, issus eux-mêmes de goîtreux sortis de semblables parents?

J'emprunte au mémoire de M. Ferrus deux observations de crétinisme sporadique, que l'auteur rapporte dans l'intention de prouver que le crétinisme sporadique n'offre point des traits aussi hideux, des conditions aussi fâcheuses que le crétinisme endémique, grâce à l'absence des causes générales au milieu desquelles se développe le dernier;

Mais que j'insère aussi à un autre point de vue, celui d'établir leur communauté d'origine, ayant l'un et l'autre pour point de départ un principe héréditaire, le goître et ses effets consécutifs chez les ascendants, ou l'un et l'autre réunis ou associés chez l'individu dégénéré.

En 1842, à l'hospice de la Salpêtrière :

« Joséphine L...., alors âgée de vingt-six ans, née à Charonne, près Paris, au milieu d'une population entièrement exempte de crétinisme et de goître, présentait, par sa taille exiguë, ses membres courts et ramassés, l'obliquité de ses yeux, son nez brisé à la racine, tous les principaux caractères physiques de cette première affection. Son cou était en outre chargé d'une tumeur volumineuse.

» L'intelligence obtuse et lente de cette jeune fille se trouvait correspondre, ou peu s'en faut, à la moyenne observée chez les crétines des Alpes et des Pyrénées; elle possédait une ébauche des facultés intellectuelles et morales, avait des sensations exactes, pouvait, dans une sphère étroite et sur des objets ordinaires, se rappeler, comparer, juger, raisonner; elle montrait de l'attachement pour ceux qui lui donnaient des soins, et de l'aversion pour les personnes dont elle était maltraitée [1]. »

[1] « Cette observation a été complétée par des recherches toutes récentes faites au village de Charonne, où j'ai recueilli les informations suivantes.

» Ce cas de crétinisme sporadique n'était point isolé dans la famille. Joséphine avait dix frères et sœurs, dont trois morts en bas âge, sans qu'il m'ait été donné de savoir à quelle maladie ils ont succombé. Parmi les sept survivants, cinq, encore existants, ne sont pas entachés de crétinisme, mais un frère et une sœur de Joséphine avaient avec elle une ressemblance très-marquée : ils étaient petits, trapus, peu intelligents et goîtreux. — Joséphine a été emportée, en 1847, par une pleuro-pneumonie, pour le traitement de laquelle elle n'a consenti à accepter aucun secours. Blottie dans son lit, immobile et silencieuse, elle refusait même le bouillon et la tisane qui lui étaient offerts, et rien n'a pu vaincre son obstination.

» Sa sœur, goîtreuse, ayant subi à l'hôpital Saint-Louis, au dire de toute sa famille, l'extirpation de son goître, est morte des suites presque immédiates de cette opération ; le frère, entaché de crétinisme, n'a survécu que très-peu de temps à l'une et à l'autre.

» La mère de cette nombreuse famille est une villageoise robuste, née à Romainville, et aujourd'hui sexagénaire ; — le père, né à Charonne même, où il exerçait l'état de cultivateur, était de petite stature, avait dans le visage une expression tellement excentrique, un aspect si singulier, qu'il avait reçu dans son pays natal le surnom de *Tête-de-Chat.* — Je n'insisterais pas sur cette circonstance si elle ne semblait elle-même se rattacher à une condition héréditaire. — La mère de L......, et par conséquent la grand'mère de trois crétins, se distinguait en effet, à ce qu'affirment les personnes dont elle a été parfaitement connue, par la même expression bizarre de physionomie

Étiologie du crétinisme endémique.

En traitant du diagnostic du goître, nous avons fait deux parts des symptômes : les uns locaux, les autres généraux.

Nous avons dit que l'hypertrophie du corps thyroïde agit comme obstacle à la respiration et à la

qui caractérisait son fils. Elle avait la taille petite et ramassée, et la peau terreuse.

» On ne sait rien de catégorique sur le lieu de la naissance de cette femme, qui vécut jusqu'à quatre-vingt-sept ans ; les uns la font naître à Rosny, d'autres en Bourgogne, et l'on compte parmi ces derniers l'homme le mieux informé de la commune.

» Un de mes confrères, habitant la localité, m'a donné l'assurance qu'il ne s'était produit à Charonne aucun autre cas de crétinisme, et que le goître y était tout à fait exceptionnel.

» Il ne m'en a été signalé, au reste, que trois cas dans .le village »

Le fait suivant a été également recueilli à la Salpêtrière et communiqué par M. Baillarger :

« Mouton, née à Martigny, dans le Valais, âgée de cinquante-trois ans ;

» Grands-pères et mères nés en France ;

» Père né à Besançon, la mère à Chartres ;

» Un frère, mort à trois ans, avait un petit goître ; une sœur est goîtreuse, une autre n'est ni crétine ni goîtreuse.

» Mouton, qui a été longtemps atteinte d'épilepsie, porte un petit goître ; elle est un peu sourde, et articule très-difficilement : l'intelligence de cette fille est très-faible ; il lui est impossible de nommer de suite les douze mois de l'année. Elle a des idées d'ambition, et assure avoir quatre enfants, un roi, un empereur, une reine; elle serait accouchée un grand nombre de fois depuis qu'on aurait mis un rat dans son lit. — Le crâne est bien conformé, le front large et assez haut.

» Ce fait accuse d'abord une singulière particularité, c'est qu'il a circulation, et nous avons fourni des preuves à l'appui.

Maintenant qu'il s'agit d'étudier la vraie genèse du crétinisme, d'en démontrer la filiation avec le goître, d'instituer le traitement préventif le plus efficace et les traitements palliatif et curatif les plus rationnels, il est à propos d'ajouter de nouveaux développements tirés de l'anatomie des parties, du jeu de leurs fonctions et des altérations organiques qui en sont les conséquences; puisque, transmissibles par voie d'hérédité, elles se renforcent à chaque génération par une nouvelle succession de goîtres, de manière à faire passer ceux qui en sont atteints des

été observé sur une femme née dans le Valais, et d'où le goître a bien pu être importé. » (Pages 63 et 64.)

Il est à regretter qu'il ne soit pas fait mention de l'état de santé du père et de la mère.

Quoique nés en France, ainsi que les grands-pères et mères, un frère mort à trois ans ayant un petit goître, une sœur de Mouton goîtreuse aussi, la naissance de Mouton dans le Valais, toutes ces circonstances font présumer que cette famille était primitivement originaire de la Savoie, où le goître est endémique, et qu'elle n'était point exempte de cette affection.

J'ai observé, en outre, que dans les villages les plus élevés et un peu populeux des Alpes, où le goître et le crétinisme cessent de régner endémiquement, on trouve pourtant encore quelques cas isolés de crétinisme; eh bien, ici encore le principe héréditaire, le goître se présente comme cause primitive, puisque la famille compte des goîtreux ou des crétineux même dans la génération présente ou passée.

Ces faits sont significatifs; je les donne comme fondés sur des observations nombreuses. — Je n'accompagnerai point cet article d'une série d'observations particulières, parce que dans une foule de localités on en trouvera d'analogues, qui justifieront mon assertion, et auxquelles leurs auteurs accorderont plus de créance.

nuances de l'imbécillité et de l'idiotie jusqu'à l'obtusion complète de la pensée.

En réfléchissant :

1° A la disposition du polygone artériel placé à la
base du cerveau, et ayant pour but de régulariser
l'impulsion ou l'abord du sang vers cet organe;

2° A la quantité de sang qu'il reçoit (car il en est
peu qui, relativement à son volume, reçoivent des
vaisseaux artériels plus gros et plus nombreux, les
artères carotides et les vertébrales, comme on peut
s'en assurer par les calculs de Haller, y portant une
grande partie de la masse totale du sang qui coule
dans l'aorte, environ du tiers à la moitié);

3° Au mouvement de déplacement qui agite la
masse encéphalique à chaque ondée de sang artériel; à l'importance que les physiologistes ont atta-
chée au mouvement alternatif d'élévation et d'abaissement pour accélérer le retour du sang veineux vers
le cœur; car les veines, qui le rapportent alternative-
ment comprimées contre la voûte du crâne, se dé-
gorgent avec plus de facilité dans les sinus de la dure-
mère auxquels elles se rendent, et ces sinus, à leur
tour, dans la veine jugulaire interne;

4° A la liaison de ce mouvement d'élévation et
d'abaissement du cerveau produit par l'impulsion
des artères placées à sa base, et par lequel il se dé-
place en totalité, avec le mouvement de turgescence
produit par la stagnation ou le refoulement du sang

veineux dans les veines jugulaires, qui correspond aux efforts expiratoires,

On pourrait déjà conjecturer *à priori :* 1° relativement aux mouvements de la première espèce, que tout ce qui tend à accélérer ou à ralentir le cours du sang vers le cerveau doit influer sur son développement dans le jeune âge, et sur la rapidité des sensations et des opérations intellectuelles;

2° Relativement à ceux de la seconde : que, lorsqu'une cause quelconque empêche le libre passage du sang à travers le poumon, le fluide stagne dans les cavités droites du cœur, la veine cave supérieure, les jugulaires internes, et par suite les sinus de la dure-mère et les veines du cerveau qui y aboutissent sont graduellement distendus, et que, si cette dilatation est portée à un certain degré, la masse encéphalique tout entière en éprouve une turgescence qui, du simple vertige, peut aller jusqu'à causer l'apoplexie.

L'intégrité des fonctions du cerveau est non-seulement liée au mouvement et à l'agitation que détermine le sang artériel, mais encore à la quantité de ce même sang et à la somme de ce mouvement qui doit toujours être dans un juste équilibre : trop faible et trop impétueux, il est également nuisible.

Il est facile de voir pourquoi la diminution du mouvement encéphalique s'accompagne toujours de l'état de langueur.

On observe en général, comme l'a remarqué un médecin, que les animaux à cou allongé, chez les-

quels, par là même, le cœur plus éloigné du cerveau
peut moins vivement agiter cet organe, ont l'intelligence plus bornée, les fonctions cérébrales plus rétré-
cies; par conséquent, qu'au contraire, un cou très-
court et le rapprochement du cœur et du cerveau
coïncident communément avec l'énergie de celui-ci.

Les hommes dont la tête est très-loin des épaules,
comparés à ceux où elle en est très-rapprochée, offrent
quelquefois le même phénomène.

D'après les faits, on peut, sans crainte d'erreur,
établir la proposition suivante, savoir : « 1° que l'un
» des moyens par lesquels le cœur à sang rouge tient
» sous sa dépendance les phénomènes du cerveau
» consiste dans le mouvement habituel qu'il imprime
» à cet organe [1]; »

2° Qu'une tumeur occupant la partie antérieure et
les côtés du cou, comprimant les vaisseaux artériels
et veineux d'une part et la trachée-artère de l'autre,
dérangerait la nutrition du cerveau et le conges-
tionnerait, nuirait à la bonne composition du sang, en
rendant la respiration difficile et l'hématose imparfaite ;

3° Que, sans parler des sympathies qui établissent
un cercle de mouvements associés entre quelques
organes, l'action réciproque que les organes exercent
les uns sur les autres, en vertu de la solidarité qui
lie toutes les parties de l'économie, et qui même en
mécanique, dans les ouvrages les moins compliqués,
rend chaque pièce nécessaire à l'harmonie du tout,

[1] Bichat.

cette action peut encore être entravée, si l'organe hypertrophié s'approprie une partie des sucs nutritifs de
l'organe voisin.

Mais les changements que celui-ci éprouve de ces
diverses actions, peu sensibles chez les goîtreux issus
de parents non infectés, n'influeront sur les générations qui naîtront de cette lignée, de manière à produire des crétineux ou des demi-crétins, qu'autant
qu'il surviendra dans la même famille d'autres goîtreux, ce qui augmente à chaque génération les effets
directs et réflexes du goître sur l'organisation, la
vitalité du cerveau, sur toute l'économie enfin, et prépare graduellement l'invasion du crétinisme le plus
complet.

C'est ainsi que le *delirium tremens* ne se montre
chez les ivrognes qu'au déclin de leur carrière bachi-
que, et non dans les premières années où les stimu-
lations quotidiennes leur paraissaient d'une innocuité
parfaite, bien qu'elles formassent les premiers anneaux de la chaîne qui les a conduits au délire.

Mais d'autres preuves pathologiques nous servi-
ront encore à démontrer l'influence du goître sur le
cerveau.

PREMIÈRE OBSERVATION.

Goître, épilepsie.

E... J... était sujet, depuis plus d'un an, à des
attaques d'épilepsie qui se renouvelaient une fois par
mois, lorsqu'il vint nous consulter, en 1843.

Il était âgé de trente ans, d'un tempérament lymphatico-sanguin; cou court, corps trapu, taille au-dessous de la moyenne, tête grosse proportionnellement au corps; mâchoire inférieure remarquable par l'écartement de ses branches, et l'implantation des dents, qui étaient très-écartées; couleur de la face d'un fond olivâtre, strié de rouge aux pommettes.

Il n'y avait rien de bien régulier dans le retour des accès : point d'*aura* comme signe précurseur, mais pesanteur de tête quelques jours avant l'accès; pouls plutôt lent que fréquent, d'ailleurs plein et fort.

Je jugeai convenable de commencer le traitement par la saignée du bras.

Je ne fus pas médiocrement surpris, quoique les chairs de l'avant-bras fussent fermes, et qu'il n'y eût pas beaucoup d'embonpoint, d'obtenir si peu de gonflement des veines, après avoir serré la ligature. Ces vaisseaux étaient très-petits et peu saillants. Je fus obligé d'en piquer plusieurs pour avoir 500 grammes de sang [1].

[1] Cette disposition, ce petit calibre des veines, accusaient un défaut de proportion entre le système artériel et le système veineux.

J'ai eu depuis plusieurs occasions de vérifier ce manque de proportions chez différents sujets épileptiques. — Chez tous ceux qui présentaient cette anomalie, les formes musculaires étaient peu prononcées, le teint presque violacé, l'intelligence obtuse, le calibre des veines très-petit, les mouvements musculaires lents.

La saignée, faisant cesser alors la pléthore cérébrale et diminuant la force d'injection du cœur, produit de bons effets lorsque, d'ailleurs, aucune cause de compression ne vient en paralyser l'action; mais ici le goître congestionnait le cerveau.

Les progrès de l'âge amènent souvent une rupture d'équilibre sem-

Je réitérai la saignée les deux mois suivants, toujours avec la même difficulté sur chaque bras, et presque sans amendement dans la durée des accès.

L'aspect crétineux du sujet me fit alors songer à l'état du cou ; je l'examinai : l'engorgement du corps thyroïde avait inégalement augmenté son volume ; plus aplati à gauche, il était beaucoup plus sensible à droite, où il affectait une forme lobulaire.

En diminuant la pression que le goître exerçait sur l'état du cou, il y avait lieu de penser qu'on modifierait avantageusement la circulation sanguine dans le cerveau. J'employai l'hydriodate de potasse en frictions sur la langue ; après deux mois de traitement, le cou avait déjà beaucoup perdu de son volume. Le deuxième accès fut beaucoup moins long et moins violent ; le troisième, à peine sensible, fut le dernier. Je prolongeai le traitement deux mois encore pour amener la disparition complète du goître et assurer la guérison, qui a été durable.

DEUXIÈME OBSERVATION.

Goître, vertige, tendance à l'apoplexie.

Chauvot, Jean-Honoré, âgé de quarante-deux ans, d'un tempérament lymphatico-sanguin, se plaignait d'éprouver depuis longtemps des vertiges, des tinte-

blable à celle que je viens de signaler. Le célèbre Cullen avait déjà remarqué que la pléthore veineuse tend à s'établir entre quarante et cinquante ans, d'où la disposition aux hémorrhoïdes, aux coups de sang, aux congestions, à l'hémorrhagie du cerveau.

ments d'oreilles, contre lesquels la saignée du bras, les bains de pieds sinapisés, le vésicatoire avaient été impuissants, lorsqu'il vint me consulter.

Il était issu de parents goîtreux, né dans un pays infecté, et portait un goître très-volumineux.

La présence de cette tumeur, comme obstacle au cours du sang (ce qu'attestait la coloration presque vultueuse de la face), était bien faite pour attirer mon attention.

Je traitai le goître suivant la méthode ci-devant mentionnée. Au bout d'environ deux mois, il y eut une réduction considérable dans le volume de la tumeur. Le malade, alors respirant librement et se trouvant débarrassé des vertiges, etc., ne voulut pas continuer le traitement jusqu'à réduction plus parfaite du goître.

TROISIÈME OBSERVATION.

Goître, surdité des deux oreilles.

Aug.... Gar...., âgé de douze ans, est atteint de surdité des deux oreilles depuis deux ans environ.

En le questionnant sur le commencement de cette indisposition, je m'aperçus à ses réponses que sa voix était rauque et qu'il avait le parler embarrassé des goî-treux. J'examinai son cou, et je le trouvai pourvu d'un goître volumineux. Il me vint à l'idée que cette tumeur pouvait n'être pas sans influence sur la surdité, et je demandai à ses parents s'ils n'avaient pas remarqué que le goître eût précédé la surdité. Leur réponse affirmative me confirma dans ma manière de voir. J'observai que la couleur de la face était d'un rouge tirant sur le violet, que les vaisseaux de la conjonctive étaient injectés, et j'en augurai qu'il pouvait en être de même de ceux de l'oreille interne, ce que j'attribuais à l'obstacle que le goître apportait au retour du sang.

Sur ces données, je basai le traitement et employai les mêmes moyens que dans les cas qui précèdent.

Le goître diminua progressivement. Au bout de deux mois, le cou était presque à l'état normal; l'ouïe était devenue meilleure. Le traitement fut encore continué pendant un mois, et la guérison de la surdité fut complète.

De l'hérédité du crétinisme.

> « Un principe mérite toute notre confiance lorsqu'il nous met en état de pronostiquer avec justesse les phénomènes ou même de les faire naître, et de prévoir avec exactitude les résultats nécessaires par les circonstances, ainsi que de déterminer les circonstances par les résultats. »
>
> (*Anatomie et physiologie du système nerveux en général et du cerveau en particulier*, par F.-J. GALL et G. SPURZHEIM, t. I, p. 46.)

Indépendamment de l'action directe que le goître exerce sur quelques-uns des principaux organes, les effets qu'ils en éprouvent sont transmissibles par voie d'hérédité, et croissent en raison composée des goîtres qui surviennent, à chaque génération, dans les mêmes familles.

Quoique la vie de l'homme soit courte, lorsqu'elle a une durée de soixante à soixante-dix ans, le médecin, dans cette période, a déjà vu passer devant lui des vieillards et leurs descendants jusqu'à la troisième génération. — Malacarne et Fodéré, nés dans des pays infectés de goître et de crétinisme, ont donc pu en suivre la transmission. Le dernier a consigné les résultats de son observation dans un passage qui mérite d'être conservé :

« Le crétinisme et ses diverses nuances sont *toujours* un héritage du père ou de la mère, c'est-à-dire que ces dérangements supposent déjà ou la même maladie dans les parents, ou du moins un goître volumineux.

» Nous disons le goître, parce que nous observons que les parents qui en ont un un peu considérable ont toujours le malheur d'avoir des enfants dans quelque degré de crétinisme. Nous induisons de là qu'il est vraisemblable que le goître a précédé le crétinisme, et qu'il y a eu des goîtreux avant des crétins ; qu'il est vraisemblable aussi qu'un goître très-volumineux et étendu en largeur a donné, pour la première fois, naissance au vice d'organisation qui fait le crétinisme, lequel, allant toujours en empirant, produisit, dans la suite des générations, le premier crétin parfait qui a existé, et dont la race s'est propagée jusqu'à nous par une suite de cette légèreté avec laquelle l'ordre civil a jusqu'ici traité l'union des deux sexes. »

Quand Fodéré parle du premier crétin parfait qui a existé et de sa race, il est évident pour nous qu'il s'agit du demi-crétin, puisque le premier, n'ayant qu'à l'état rudimentaire les parties génitales, n'a point de désirs, ne possède point la faculté de se reproduire.

Ce qui ressort encore de cette citation, c'est qu'à l'époque où Fodéré écrivait les mariages entre demi-crétins, ou de demi-crétins avec crétineuses, n'étaient pas rares ; aussi ajoute-t-il : « Rien de plus commun que ces mariages dans plusieurs vallées de ma connaissance, dont l'ancien état politique créa nécessairement beaucoup plus de noblesse que dans les pays ouverts, et rien de plus commun que d'y voir dans ces familles des pépinières d'enfants, les uns tout à fait crétins, et les autres à demi. »

Maintenant l'honorable rapporteur de la commission sarde assure que ce genre de mariage est devenu plus rare, et que l'on n'admet à ce sacrement que ceux affectés au premier degré du crétinisme, qui peuvent recevoir l'instruction religieuse nécessaire.

Cependant, en consultant le tableau général pour avoir des notions sur les parents des crétins, en regard de 51 pères crétins [1], de 106 qui sont goîtreux et

---

[1] On trouvera quelquefois dans le cours de ce travail les expressions de *pères* ou *mères crétins ;* on pourrait induire de là que nous sommes en contradiction avec nous-même, puisque nous avons dit plus haut que le crétin complet est inhabile à se reproduire. — Nous ferons observer que si la commission sarde a désigné comme *crétins*

crétins, on voit figurer 43 mères crétines et 66 goîtreuses et crétines ; — 396 pères et 363 mères ne
sont pas désignés,

Ce qui accuse encore la facilité d'admission des uns
et des autres à contracter mariage et appelle une réforme législative.

En outre, les tables statistiques, dans le dénom-
brement de 4,000 pères de crétins, établissent que
plus de 1,000 ont le goître et que plus de 1,300 mères
l'ont aussi.

Il y a lieu de conjecturer que le chiffre des pères
et mères crétineux ou goîtreux est encore inférieur
au nombre réel, puisque la commission elle-même
prend soin d'avertir, quant à la colonne des goîtreux,
que le nombre de ceux existant dans le royaume est
bien supérieur à celui indiqué; qu'on n'y a pas tenu
compte des cas sporadiques, ni de ceux qui se rencontrent dans les villages où le crétinisme n'est pas
endémique; on n'a annoté que les *goîtres plus volumineux* des pays où se trouvent les crétins. (Page 165.)

Sans forcer l'explication des faits, on peut assurer
que la presque totalité des pères et des mères des
crétins est entachée, à un degré plus ou moins avancé,
de la cachexie crétineuse dont il a été question précédemment, et qui, à peu d'exceptions près, est
commune à tous les habitants en ces contrées.

des pères ou mères, ç'a été d'après les documents fournis par des
personnes étrangères à l'art; il ne s'agit évidemment ici que de
parents crétineux ou demi-crétins.

La surdi-mutité, plus répandue, et même le bé-gayement nous paraissent dépendre de la même cause.

Tout ce qui tend à troubler le système nerveux, les impressions morales, l'ivrognerie, l'onanisme, les accidents physiques, ceux de la grossesse;

Et à détériorer la constitution, comme le rachitis, les scrofules, les fièvres intermittentes, prêtent à cette cause une nouvelle intensité.

Tout ce qui agit en sens inverse, une bonne hygiène, l'habitation sur les hauteurs, des exercices gymnastiques appropriés, le traitement méthodique des affections générales la corrigent ou l'affaiblissent, sans qu'on puisse tirer de là des arguments contre l'hérédité.

Car, de même qu'un jardinier redresse, à l'aide d'un tuteur, la courbure native d'un jeune arbuste, de même le docteur Guggenbülh a pu et peut, à l'aide de soins soutenus que les idiots et les crétins reçoivent à l'institut de l'Abendeberg, opérer sur eux des changements d'autant plus heureux que ces soins sont plus rapprochés du jeune âge.

L'hérédité du crétinisme est la résultante de deux termes, dont l'un, et parfois tous les deux (c'est-à-dire le père et la mère), présentent les germes de cette infirmité.

C'est sur un grand nombre d'observations analogues de crétins, de demi-crétins issus de goîtreux, de crétineux ou de crétins au premier degré qu'est fondée, en semblables cas, la prévision des caractères que portera la progéniture. C'est ainsi que nos procédés logiques se réduisent à lier les phénomènes par similitude ou par succession, afin de pronostiquer chacun d'eux d'après sa relation avec d'autres; et bien que les phénomènes de l'ordre vital, essentiellement modifiables par une foule de causes qui ne comportent aucune estimation précise, ne présentent pas une succession aussi régulière que ceux de l'ordre astronomique, cependant la méthode qui régit nos explications réelles offre encore ici la meilleure appréciation possible.

Toutefois, en l'espèce dont il s'agit, quoique dans la même famille, à côté d'enfants crétins, on en rencontre d'autres sains en apparence de corps et d'esprit; le fil de la génération suivante, ainsi que je l'ai vu plusieurs fois, montrera quelque imbécile ou idiot provenant des derniers.

Il convient encore de noter que, dans les pays de goître, le mariage entre parents renforce les dispositions héréditaires.

Parmi les causes de la surdi-mutité congéniale, M. Ménière, dans un mémoire qu'il a lu à l'Académie de Médecine sur l'étiologie de cette déplorable infirmité, signale le mariage entre parents comme jouant un rôle très-important. Il n'attache qu'une importance secondaire aux impressions morales vives, aux accidents physiques survenus pendant la grossesse.

L'hérédité, si longtemps contestée, a trouvé gain

de cause devant une statistique plus sévère et des faits mieux observés.

Le mariage entre consanguins ne se rencontre jamais plus fréquemment que dans les localités où naissent les sourds-muets en plus grand nombre; c'est au sein de ces populations isolées, où depuis longtemps toutes les familles sont alliées, comme dans le canton de Berne, que l'on observe dans toute sa laideur la dégradation de l'espèce, l'abâtardissement de la race; là règnent le crétinisme, l'idiotisme, la surdi-mutité de naissance.

Les réflexions de M. Ménière concordent avec celles de M. Rilliet, de Genève, relatives à l'influence de la consanguinité sur les produits du mariage, plus exposés spécialement aux maladies du système nerveux, et par ordre de fréquence à l'épilepsie, l'imbécillité, ou l'idiotie, la surdi-mutité, la paralysie, des maladies cérébrales diverses [1].

A côté de la question d'hérédité se présente celle de l'invasion brusque du crétinisme chez un sujet bien constitué, né dans un pays non infecté, et issu de parents sains, mais placé à sa naissance, ou peu de temps après, dans une contrée où le goître et le crétinisme sont endémiques.

« Je conseille aux préfets qui envoient des enfants » trouvés dans les Alpes, dit M. Niepce, de prendre des » mesures pour empêcher que ces enfants ne soient en-

---

[1] Lettre adressée à l'Académie de Médecine, séance du 13 mai 1856.

» voyés dans les vallées infectées ; car ces malheureux
» confiés à des nourrices de ces vallées deviennent
» facilement goîtreux et crétins, ainsi que je l'ai déjà
» dit. Ces pauvres petites créatures, abandonnées
» aux soins inintelligents des nourrices mercenaires,
» sont si promptement frappées de cette dégénéres-
» cence, que dans la commune de Risoul, dépendant
» de l'arrondissement d'Embrun, M. Guillaume,
» curé de cette commune, m'écrivait à la date du
» 21 février dernier, qu'une trentaine d'enfants trou-
» vés de l'hospice de Marseille placés en nourrice
» dans sa commune sont tous devenus goîtreux et
» crétins [1]. »

Cette assertion était tellement en opposition avec
toutes les observations que j'avais faites pendant le
cours d'une longue pratique dans les Alpes, que je
n'hésitai pas à me rendre dans la commune de
Risoul pour y éclaircir un fait si important, et qui
était de nature à établir ou à renverser tout un
système.

La commune de Risoul n'étant distante que d'un
kilomètre de Guillestre, chef-lieu du canton, je priai
M. Brunet, médecin de cette résidence, chargé de
l'inspection des enfants trouvés de l'hospice de Marseille, de m'accompagner, bien que ce confrère m'eût
assuré qu'il n'y avait, parmi trente enfants envoyés
en nourrice dans cette commune, ni goîtreux ni
crétins.

[1] *Traité du goître et du crétinisme*, t. I, p. 469.

Muni de l'ouvrage de M. Niepce, nous nous diri-
geâmes vers le presbytère, où, après avoir présenté
mes devoirs à M. le curé Guillaume, je lui expliquai
le sujet de ma visite, et lui communiquai le passage
précité du traité de M. Niepce.

M. le curé se défendit d'avoir rien écrit de semblable; il en parut vivement affecté, ajoutant que
monseigneur l'évêque de Gap lui avait adressé une
circulaire de M. Niepce, qui demandait des renseignements relatifs au goître et au crétinisme, qu'il
avait transmis lui-même à l'évêché quelques documents sur les goîtreux et les crétins de la commune de Risoul, mais qu'il n'en avait pas fourni de
tels sur les enfants trouvés. Il voulut même transcrire
le passage sus-énoncé, bien décidé, nous dit-il, à
faire le voyage d'Allevard pour s'en expliquer avec
M. Niepce.

Entre un auteur recommandable qui affirme et un
correspondant également honorable qui conteste, le
meilleur parti à prendre était de s'en rapporter à la
vérification des faits en discussion.

M. Brunet me conduisit chez quelques-uns de ces
enfants, que je trouvai bien portants, n'étant entachés ni de goître ni de crétinisme, et ajouta qu'il en
était de même de tous ceux qui étaient en nourrice
dans les autres communes du canton de Guillestre ou
dans celui de l'Argentière : total, 343.

Je le priai alors de remplir l'état suivant après
mûr examen dans chaque localité.

ÉTAT *des enfants trouvés envoyés en nourrice dans le canton de Guillestre, arrondissement d'Embrun, et dans le canton de l'Argentière, arrondissement de Briançon (Hautes-Alpes).* — Service de M. Brunet, en 1853.

NOMBRE D'ENFANTS en NOURRICE.	AGÉS DE 1 AN à 4 ANS.	NOMBRE de GOITREUX à CET AGE.	NOMBRE de CRÉTINS à CET AGE.	ENFANTS âgés de 4 A 8 ANS et AU-DESSUS.	NOMBRE de GOITREUX à CET AGE.	NOMBRE de CRÉTINS à CET AGE.	NOMBRE des GOITREUX OU CRÉTINS chez des NOURRICES GOITREUSES.		NOMBRE des GOITREUX OU CRÉTINS chez des NOURRICES NON GOITREUSES.	
							Goitreux.	Crétins.	Goitreux.	Crétins.
Dans le canton de Guillestre, 245	168	»	»	77	»	»	»	»	»	»
Dans le canton de l'Argentière, 98	90	»	»	8	»	»	»	»	Un tiers des enfants sont placés chez des nourrices goitreuses	

Certifié par le médecin-inspecteur soussigné,

BRUNET.

Guillestre, le 17 octobre 1853.

Il est important de noter que le service de santé des enfants trouvés envoyés en nourrice dans les Hautes-Alpes n'était organisé que depuis quelques années, quand M. Brunet remplit ce tableau, le 17 octobre 1853. Mais depuis cette date jusqu'au décès de M. Brunet, en mai 1856, les enfants trouvés, ayant grandi, pouvaient avoir pris le goître, étant placés sous les mêmes influences que les indigènes; il était donc essentiel de constater les changements survenus.

Voici les renseignements que j'ai reçus de M. le docteur Bosq, nommé en remplacement de M. Brunet.

« Les enfants trouvés de l'hospice de Marseille placés dans le canton de Guillestre sont en moyenne au nombre de trois cents; le nombre d'enfants atteints de goître est de quinze.

» Sur quarante-cinq enfants placés dans la commune de Risoul, quatre seulement sont goîtreux.

» Tous les enfants atteints de goître ont plus de six ans.

» *Sur les trois cents enfants, il n'y a pas un crétin.* »

Guillestre, le 6 juin 1857.

Bosq, d^r.

Les enfants trouvés dont il s'agit provenaient tous de l'hospice de Marseille, nés dans le Midi et dans les pays non infectés. — Si, après une année ou deux de séjour dans les Alpes, le crétinisme s'était montré chez plusieurs d'entre eux, on n'aurait pu l'attribuer qu'aux causes locales inamovibles ou sociales, et non à l'hérédité.

Il n'en est pas de même des enfants trouvés que l'hospice de Grenoble envoie en nourrice dans la vallée de l'Oisans. — Ces enfants étaient dans le cas d'être entachés de crétinisme héréditaire, puisque le département de l'Isère présente un grand nombre de sujets adultes goîtreux ou demi-crétins desquels ces enfants pourraient être issus.

Mais les documents transmis à M. Niepce sur les enfants trouvés placés en nourrice dans la commune de Risoul, manquant de fondement, me donnaient occasion de penser que la même erreur pouvait avoir été commise relativement à d'autres enfants trouvés envoyés en nourrice dans plusieurs communes du département de l'Isère.

« C'est dans les villages d'Oz et d'Auris, dit M. Niepce, *les plus pauvres* et *les plus insalubres,* que l'on voit le plus grand nombre de goîtreux et de crétins parmi les enfants trouvés envoyés en nourrice dans l'Oisans. » (T. I, p. 444.)

Comme villages pauvres, ceci contrastait avec le passage suivant extrait du même ouvrage.

« Oz, commune voisine de Vaujany, s'étend aussi en nombreux hameaux sur les étages inférieurs de la chaîne des Rousses et jusque dans la plaine de l'Oisans.

» Le terrain de cette commune, favorisé par des

expositions chaudes et variées, passe pour un des plus fertiles de l'Oisans. Les maisons sont ombragées de beaux arbres; l'humidité y est très-grande et les transitions atmosphériques très-brusques, aussi trouve-t-on à Oz toutes les conditions propres au développement du goître et du crétinisme; ce qui le prouve d'ailleurs, c'est qu'un certain nombre d'enfants trouvés de l'hospice de Grenoble, envoyés en nourrice dans ce village, deviennent goîtreux et crétins. » (T. I, p. 267 et 68.)

Et *comme villages insalubres*, avec les données des tables statistiques annexées au même livre. (T. II, tab. x.)

Puisque dans la commune d'Auris, canton du bourg d'Oisans, sur une population de 740, il n'y avait que 2 crétins sans goître, 5 avec goître, 2 crétines sans goître et 3 avec goître;

Et dans la commune d'Oz, sur une population de 1,026, que 1 crétin sans goître, point avec goître, 1 crétine sans goître et 4 avec goître.

Si ces données étaient justes, j'avais peine à comprendre comment si peu de crétins parmi les indigènes, et pourquoi un si grand nombre parmi les enfants trouvés.

Il importait d'obtenir des informations précises : je les dois à l'obligeance d'un confrère à qui j'avais fait parvenir l'état suivant.

ÉTAT *des enfants trouvés de l'hospice de Grenoble envoyés en nourrice dans les communes d'Auris et d'Oz (vallée de l'Oisans).*

NOMBRE des ENFANTS.	En 1852.	En 1853.	COMBIEN SONT DEVENUS		OBSERVATIONS.
			GOITREUX.	GOITREUX et CRÉTINS.	
A Auris.	25	»	»	»	En 1852, il y avait à Auris 25 enfants trouvés élevés à la charge du département de l'Isère, âgés de moins de 12 ans. Aucun d'eux ne portait de traces de goître ni de crétinisme.
A Oz.	90	»	»	»	A Oz, il s'en trouvait 90 dans la même condition. Parmi les enfants appelés infirmes, élevés dans cette dernière commune à la charge spéciale de l'hospice de Grenoble, figuraient 7 idiots ou crétins; la plupart amenés en cet état à leurs nourrices, et ce, pendant l'espace de 40 années. Deux seulement avaient un goître très-peu volumineux. Tout le canton de Bourg d'Oisans, à l'exception de trois hameaux peu populeux où le goître et le crétinisme étaient autrefois à peu près endémiques, n'a jamais passé pour malsain, et je suis fondé à croire qu'il mérite une réputation diamétralement opposée. Les tableaux de recrutement comparés à ceux des autres cantons le prouveraient au besoin.

Certifié le présent État par nous soussigné docteur en médecine à Bourg d'Oisans.

Le 13 mai 1854.   ARRAGON.

Est-il plus vraisemblable que des individus très-sains, qui quittent une contrée où le goître et le crétinisme sont inconnus pour habiter une localité infectée, aient souvent des enfants goîtreux et même crétins? Nous avons déjà vu que les recherches faites à ce sujet par le docteur Trombotto prouveraient le contraire. Mais laissons parler M. Niepce lui-même.

« Si une famille saine va se fixer dans un lieu infecté,
» quelques-uns de ses membres deviendront goîtreux
» au bout d'un séjour plus ou moins long; quelques-
» uns des enfants qui naîtront seront goîtreux, et la
» génération qui suivra présentera quelques cré-
» tins. » (T. I, p. 419.)

Comment concilier ce passage, qui présente comme condition préalable pour la production du crétinisme une habitation plus ou moins longue dans une vallée infectée, des goîtreux qui surviennent et qui précèdent les crétins, avec celui qui regarde les enfants trouvés devenus, par le fait seul du séjour de deux ou trois ans dans la commune de Risoul, goîtreux et crétins?

Les auteurs qui ont placé le crétinisme sous la dépendance de causes générales n'ont pas accordé à l'influence des mariages la plus grande part qui, en réalité, leur incombe. — Elle ne vient que comme treizième cause dans l'ordre de leur énumération dans le traité de M. Niepce.

Et cependant l'évidence des faits fait dire ailleurs à cet auteur que le crétinisme est le plus souvent une affection originelle procédant d'un vice particulier et spécifique du germe, qui a subi l'effet de la dégénérescence pathologique des parents. (T. I, p. 492.)

Nous nous résumons, et nos propres recherches nous conduisent à affirmer avec Fodéré que le crétinisme endémique et ses diverses nuances sont *toujours* un héritage du père ou de la mère.

On a objecté que le goître ne peut être cause du crétinisme, parce qu'on a observé :

1° Que la fréquence du crétinisme n'est point en rapport avec le goître, puisque les goîtreux ne sont pas toujours entachés de crétinisme, ni les crétins toujours goîtreux ;

2° Qu'il se trouve des crétins entièrement privés de goître, et que le degré de crétinisme n'est pas toujours en raison directe du volume de cette tumeur ;

3° Qu'enfin on rencontre des individus portant un goître volumineux, sans présenter le moindre indice de crétinisme.

Reprenons l'une après l'autre chacune de ces objections.

1° Au débouché des vallées infectées de crétinisme, il existe en effet des communes qui présentent un grand nombre de goîtreux et peu de vrais crétins ; mais dans ces communes mêmes, on trouve plusieurs imbéciles, des idiots et des demi-crétins ; les goîtres n'y atteignent pas non plus un grand développement,

parce que la position limitrophe avec d'autres localités où les goîtres disparaissent permet aux habitants
d'y former des alliances qui corrigent les effets de
l'hérédité.

Je citerai en exemple la commune de la Conda-
mine – Chatelard, arrondissement de Barcelonnette
(Basses-Alpes). Quoiqu'il n'y ait pas de crétins complets, il y a plusieurs crétineux, quelques demi-
crétins, et des cas plus rares de monomanie.

Les habitants se recrutent pour des alliances dans
les communes voisines à peu près exemptes de goître,
telles que Jauziers, Meironnes, l'Arche, Saint-Paul,
de manière qu'il ne peut y avoir lieu dans tous les cas
à cette succession de goîtres qui conduit les familles
à la dégénérescence crétineuse.

En outre, les propriétaires, pour exploiter des
prairies de montagne, habitent pendant cinq mois de
l'année des chalets haut placés, où ils retrempent
leur constitution et celle de leurs enfants dans une
atmosphère plus froide, et où l'usage d'eaux frappées de glace augmente considérablement leur force
digestive.

2° Quoique M. Cerise ait remarqué que le goître
est beaucoup moins fréquent et beaucoup moins volumineux chez les crétins parvenus au dernier degré
que chez ceux qui sont à un degré moins avancé,
on ne peut inférer de ce fait rien qui infirme l'influence primitive du goître chez les ascendants pour
produire le crétinisme chez les descendants.

M. Baillarger fournit en outre une explication satisfaisante de la rareté du goître chez les vrais crétins.

« Le développement du goître, dit-il, est lié à l'évolution des organes génitaux. Tous les auteurs sont d'accord sur ce point, qu'il apparaît pour la première fois, ou augmente beaucoup, à l'époque de la puberté. — Les femmes n'en sont souvent atteintes que pendant leur première grossesse ou à l'époque de l'accouchement. S'il en est ainsi, on comprend

» Pourquoi les crétins en qui gît un arrêt de développement des organes génitaux sont exempts en général de cette infirmité ;

» Pourquoi, au contraire, les idiots et les imbéciles des vallées offrent bien plus souvent une hypertrophie plus ou moins considérable du corps thyroïde.

» Cette différence résulte de l'absence de puberté chez les premiers, et de l'établissement plus ou moins complet et énergique des fonctions génitales chez les seconds. »

3° L'objection relative aux individus portant un goître volumineux sans présenter le moindre indice de crétinisme a besoin d'être rectifiée.

Ces individus, dans les localités où le goître et le crétinisme sont endémiques, ne peuvent être qu'une exception, puisque la commission sarde elle-même a reconnu « que les habitants des lieux où les causes d'insalubrité sont en plus grand nombre, et où elles sévissent avec plus d'intensité, ont presque tous un aspect cachectique : les écrouelles et le rachitis y sont assez fréquents. — La plupart ont l'ossature énorme, une tête volumineuse, les articulations des extrémités inférieures d'une grosseur extraordinaire.... Ils ne parviennent point à une taille élevée ; un bon nombre d'entre eux ont le goître, et ceux qui en sont exempts ont le cou gros et empâté. — Leur figure présente quelque chose de grossier et d'aplati ; ils ont les zygomes saillants et les yeux écartés, de telle façon que leur physionomie présente du plus au moins un aspect stupide. »

Il y a donc ici une empreinte générale de crétinisme répandue sur toute la population, un cachet de dégénérescence qu'on ne peut se dissimuler.

Difficulté d'obtenir une statistique exacte
des goîtreux et des crétins.

M. le docteur Fiquel Scherer, ancien aide-major à l'hôpital militaire de Mont-Dauphin, dressa avec soin, il y a peu d'années, l'état des goîtreux de la commune de Risoul, famille par famille. Ce recensement donna 630 goîtreux, les crétins de l'un et de l'autre sexe compris, sur une population de 980 habitants,

Tandis que celui fourni à M. Niepce se réduit à 370.

Je me rendis raison de cette différence dans une tournée que je fis, avec M. Brunet, dans les communes du canton de Guillestre. Au village de Saint-

Crépin, nous nous arrêtâmes chez le secrétaire de la mairie; je comptais trouver chez lui des renseignements positifs sur les crétins de l'endroit, d'autant plus que M. le préfet des Hautes-Alpes avait prescrit aux maires et aux commissions de statistique de dresser l'état des bossus et des infirmes de chaque commune.

Le secrétaire de la mairie à qui nous demandâmes communication de cette pièce nous répondit qu'il avait égaré les notes qui lui avaient servi à dresser cet état, mais que, d'ailleurs, il n'y avait pas de crétins dans cette commune. M. Brunet m'assura qu'il y en avait, et nous sortîmes pour observer la population, que je trouvai crétineuse.

Sur notre passage, nous eûmes occasion de rencontrer plusieurs demi-crétins. Quelques habitants de la connaissance de M. Brunet nous conduisirent dans une étable où gisaient, comme de vils animaux, deux crétins de l'expression la plus avancée.

Le secrétaire de la mairie, devenu plus confiant, nous dit qu'il ne se souciait pas de nous orienter à ce sujet, parce que ces informations ne faisaient pas honneur au pays.

En examinant la table statistique des goîtreux et des crétins de la vallée de la Stura, telle qu'elle a été dressée par la commission piémontaise, je fus surpris d'y voir un chiffre si minime de crétins, surtout si peu de goîtreux parmi les parents des crétins dans des communes que j'avais visitées et parcourues plusieurs fois, et que je connaissais pour être très-infectées.

Je priai M. le docteur Boëri, médecin distingué de la ville de Demonte, de prendre des informations bien exactes, et de remplir l'état suivant que je lui adressai.

En le comparant avec celui de la commission, on verra combien ils diffèrent. Dans le premier figu-rent 122 demi-crétins et 29 crétins complets, et parmi les parents, 147 pères goîtreux et 147 mères goîtreuses.

Le docteur Boëri, mon ami, m'a assuré que ces recherches ont été faites avec le plus grand soin.

D'où je conclus qu'afin qu'une statistique de cette nature soit exacte, il faut qu'un médecin dans chaque arrondissement ait qualité pour en recueillir tous les éléments, avec l'appui et le concours des adminis-trations locales.

ÉTAT *des goîtreux et crétins que renferment les communes de Vinadio, Aisone, Demonte, Majola.*

NOMS DES COMMUNES, ET POPULATION.	SIMPLEMENT GOITREUX.		INTENSITÉ DU CRÉTINISME.		Avec GOITRE.	Sans GOITRE.	NOTIONS sur les PARENTS DES CRÉTINS.		OBSERVATIONS.
	Hommes.	Femmes.	Demi-crétins.	Crétins complets.			Pères goitreux.	Mères goitreuses	
VINADIO, population, 3,150.	nᵒ 79	nᵒ 135	38	9	44	3	41	45	Dans les faubourgs et dans les hameaux qui bordent les rivières et les torrents, les goitreux et les crétins, tant complets qu'incomplets, sont en plus grand nombre que dans le centre des communes. On n'en rencontre point dans les hameaux plus élevés de la montagne, où les habitants sont sveltes, forts et robustes.
AISONE, population, 4,070.	106	98	31	7	37	1	37	35	
DEMONTE, population, 7,300.	135	147	41	19	56	4	59	54	
MAJOLA, population, 1,050.	30	38	12	4	11	5	10	16	
TOTAUX....	......	......	122	39	......	......	147	147	Les eaux potables, surchargées de sulfate et de carbonate de chaux dont font usage les habitants de certaines régions, doivent être rangées parmi les causes de ces maladies.

Demonte, septembre 1853.

Le docteur BOÉRI.

Causes indirectes ou secondaires du crétinisme.

Ce sont toutes celles qui concourent aussi au plus grand développement du goître comme causes accessoires : un air saturé d'humidité, le défaut de lumière solaire, le voisinage des marais, l'insalubrité des habitations, une mauvaise alimentation, etc.

Quant à la mauvaise qualité des eaux, nous avons longuement traité de cette influence dans l'étiologie du goître ; ce n'est qu'autant qu'elles contribuent à le produire qu'on peut leur accorder une action *préparatoire* qui conduit au crétinisme, ou, s'il est déclaré, *aggravante* par le relâchement des solides qui suit l'usage de ces eaux.

Quant à leur accorder une action d'emblée sur la constitution, action qui se formulerait par l'obtusion de presque tous les sens et de la faculté de penser, ce serait égaler la puissance de ces eaux à celle des breuvages que préparait Circé, lesquels changeaient les hommes en pourceaux ; ce serait faire de la mythologie, au lieu d'étudier les causes du crétinisme en physiologiste.

Un air saturé d'humidité est signalé par divers auteurs comme la cause principale du crétinisme ; cette condition est si générale dans les vallées du duché d'Aoste, que Fodéré n'hésite pas à lui attribuer la dégénération de la race humaine qu'on y observe.

Toutefois, nous avons déjà fait remarquer que

Fodéré avait exprimé plus tard le regret d'avoir trop généralisé cette proposition.

En effet, les pays où l'on cultive le riz sont continuellement exposés à l'humidité et aux miasmes; — la Hollande et les contrées entourées d'eau de toutes parts contiennent très-peu ou point de crétins.

Exposition des villages. — En général, les villages qui sont bâtis dans l'enfoncement des vallées ou dans les angles rentrants de leurs divisions, ceux qui sont ombragés par de hautes montagnes qui leur cachent le soleil ou par de grands arbres, tels que noyers ou châtaigniers, qui augmentent l'humidité des habitations,

Ceux qui sont dans le voisinage des marais ou des eaux stagnantes présentent un plus grand nombre de crétins.

De même, on a observé que, dans une ville ou un grand bourg, la partie la plus maltraitée est toujours celle où les rues sont étroites, mal aérées, où il y a le moins d'activité sociale, des maisons peu spacieuses, et où l'on néglige les soins de propreté.

Élévation des villages infectés. — Quoique plus communément et en plus grand nombre, on rencontre des crétins dans les villages qui sont au-dessous de 1,000 mètres d'élévation;

On en rencontre aussi dans plusieurs villages des Alpes situés au-dessus de cette hauteur : sur le mont Cenis, 1,382; à Albiez-le-Vieux, 1,366.

Vents. — Bien que l'action des vents se trouve

14

souvent très-gênée par la direction sinueuse des vallées et par les bois épais qui entourent la plupart des villages infectés de crétinisme, des contrées où souffle un vent continuel n'en sont pas exemptes.

Ainsi l'action des vents, celle de la situation des villages et de l'humidité de l'air, méritent d'être circonscrites dans de justes limites.

De ce qu'on a observé que les habitants d'une terre grasse, molle et chargée d'eau étaient épais, humides, gênés dans leurs articulations, paresseux et dormeurs, peu propres au travail et aux arts, sans génie et sans sagacité, j'en conclurai volontiers que ces modifications sont l'ouvrage du climat, qu'elles peuvent aller jusqu'à rendre raison de la stupidité de certains peuples : ainsi les anciens attribuaient celle des Béotiens, d'après Pausanias, à l'épaisseur de leur atmosphère ; mais non qu'elles peuvent produire cette obtusion complète de tous les sens qui caractérise les vrais crétins.

Nous admettons donc que l'action énervante de l'humidité, lorsqu'elle vient s'ajouter aux obstacles que les dispositions héréditaires et l'hypertrophie du corps thyroïde apportent au libre exercice des fonctions du cerveau, des poumons et du cœur, est une cause aggravante du crétinisme, mais n'en est point la cause principale, surtout quand nous observons qu'il existe quelques localités des mieux exposées, des plus éclairées et ouvertes qui renferment un grand nombre de crétins, et qui sont habitées par des hommes

d'un aspect malingre et d'une intelligence bornée....
La commission signale tous les villages qui s'élèvent
dans la vallée principale d'Aoste et dans la Maurienne,
les pays au-dessus de la Chambre, Montaimont et
autres semblables ;

Et M. Niepce, dans le canton d'Entraigues, un
des hameaux du Valbonnais qui reçoit le soleil du
matin jusqu'au soir, et présente un plus grand nombre
de crétins que les autres parties de la commune placées au nord.

Nous citerons nous-même plusieurs arrondisse-
ments des Hautes et des Basses-Alpes qui sont dans
les mêmes conditions de climat, ainsi qu'on peut s'en
convaincre par les passages suivants, extraits, l'un,
de l'ouvrage du savant ingénieur M. Surrel, et l'autre,
de la brochure de M. Blanqui aîné, membre de
l'Institut :

« On ne connaît dans le département des Hautes-
Alpes ni les brouillards, ni les brumes, ni ces pluies
fines, longues et continues qui sont, dans une grande
partie de la France, l'état normal de l'atmosphère
pendant six mois de l'année. — Rien n'égale la pureté de l'air et l'inaltérable sérénité du ciel de ces
montagnes ; mais cet air si constamment sec, ce ciel
si bleu et si limpide, l'unique charme de cette aus-
tère contrée, sont pour elle le plus funeste des pré-
sents ; comme ils rendent les pluies plus rares, ils
les forcent par là même de retomber en flaques
énormes. »

Mais tandis que le ciel éclatant et limpide des Alpes, d'Embrun, de Gap, de Barcelonnette, de Digne, se maintient, durant des mois entiers, pur du moindre nuage, ainsi que l'a aussi remarqué M. Blanqui aîné, la plupart des montagnes du Dauphiné qui font face à l'ouest sont presque toujours couvertes de nuages, et plusieurs sont couronnées de neiges éternelles.

« Il existe un point de passage très-remarquable, où le ciel passe presque subitement du climat de la Provence au climat du Nord. Ce point est le *col du Lautaret*. A mesure qu'on s'élève vers le col, en remontant la vallée de la Durance, puis celle de la Guisanne son affluent, on voit la sérénité du ciel se troubler et les jours pluvieux devenir de plus en plus fréquents. Lorsqu'on a dépassé le col, on pénètre dans la gorge de Malla-Val, creusée par la *Romanche*, puis, en suivant le même cours d'eau, dans le pays appelé l'*Oisans*, qui fait partie du département de l'Isère. — Là, la transformation du climat est devenue complète. Les pluies sont extrêmement fréquentes; et au lieu de tomber par averses, elles se prolongent et se fondent pour ainsi dire en bruines. — Presque toujours l'air est humide et chargé de nuages; on voit des brouillards ramper sur les flancs des montagnes, s'accrocher aux aspérités des rochers et envelopper souvent la vallée tout entière : en un mot, on entre dans le climat du Nord, le même qui règne à Grenoble et qui tranche d'une manière frappante avec celui d'Embrun, où les brouillards sont un phénomène à peu près ignoré. »

Nonobstant cette sérénité du ciel, la statistique des goîtreux et des crétins dans les départements des Hautes et Basses-Alpes présente un chiffre assez élevé.

Ce sont des faits de cette nature qui ont porté M. Grange à déclarer que la production du goître et du crétinisme demeurait étrangère à la diversité de climat.

M. Bouchardat, dans un mémoire qu'il a lu à l'Académie de médecine, s'exprimait ainsi sur le même sujet :

« On a dit que les villages privés de la lumière directe du soleil pendant plusieurs heures du jour, soit à cause de l'élévation perpendiculaire des montagnes, soit à cause des arbres touffus, des vignes élevées qui serpentent autour des habitations, sont plus exposés au crétinisme que les autres. — Erreur d'observation, résultat adopté d'après des faits incomplets. La colline qui domine la vallée d'Aoste est exposée en plein midi; elle reçoit les rayons du soleil, elle est presque entièrement dépourvue de groupes d'arbres, et cependant elle est fortement infectée de crétins; tandis que la montagne en face, dont la pente regarde le nord, qui est constamment à l'ombre, n'en nourrit pas : c'est probablement ce fait qui a porté de Saussure à considérer les villages exposés au midi comme plus particulièrement prédisposés au crétinisme. »

Aussi la commission sarde observe-t-elle que cette opinion, sans être absolument vraie, ne laisse pas d'être appuyée sur un grand nombre d'exemples topographiques.

Nature du sol. — Elle ne paraît pas exercer une grande influence sur la production du crétinisme, puisque, dans les Alpes Noriques, on rencontre presque autant de crétins dans les vallées provenant de la chaîne centrale des Alpes, dont les montagnes sont composées de granit, de gneiss, de schiste, de micaschiste, que dans les vallées de formation calcaire et secondaire, et dans les régions dont le fond est de sable ou de grès.

Mauvaise alimentation (misère). — Tout ce qui tend à diminuer le bien-être des populations entretient dans les individus et dans les masses un affaissement moral, un mécontentement qui, joint aux privations alimentaires que l'indigence impose, favorise singulièrement le crétinisme.

La cause la plus influente de misère qui pèse sur les populations des montagnes, des Hautes et Basses-Alpes, des Pyrénées, de l'Auvergne, des Vosges, du Haut-Rhin, nous l'avons déjà dit, mais notre devoir est de le répéter, ce sont les peines pécuniaires, les amendes exorbitantes édictées par le code forestier à l'endroit des délits de dépaissance et de coupes de bois.

L'ignorance, l'isolement des populations, le défaut de commerce. — Les habitants des montagnes et des

diverses vallées n'ont entre eux que de rares communications, parce que les cols ou les crêtes qui
séparent ces gorges, couverts de neige ou de glace
la majeure partie de l'année, isolent les populations et rendent les rapports plus difficiles. C'est
le chef ou l'aîné de la famille qui se rend seul au
marché pour y vendre ses denrées ou acheter des
provisions. Les autres enfants ne bougent pas du
gîte tant qu'ils ne sont pas en état de se livrer à
quelque industrie. Les coutumes sont stationnaires :
elles sont ce qu'elles étaient il y a plusieurs centaines
d'années. On peut citer la commune de Céliac (Hautes-
Alpes) comme type de cet état où l'autorité du
maire gouvernait encore naguère patriarcalement la
commune ; la commune de Fours, arrondissement de
Barcelonnette, où le même fonctionnaire, investi de
pleins pouvoirs par la confiance des habitants, ter-
minait toutes les contestations qui s'élevaient entre
eux et avait reçu le surnom de *tout-puissant*.

On comprend bien qu'en un tel pays il n'y a que
les émigrants qui vont se dégrossir au contact de la
civilisation. Ceux qui ne sortent pas de cette en-
ceinte, et qui prennent leur horizon pour les bornes
du monde, ont au moral l'écorce raboteuse des pins
ou des mélèzes.

En général, ce sont les habitants des pays les plus
élevés qui vont au loin chercher fortune. Ces pays ne
présentent que fort peu de goîtreux et presque pas
de crétins. Les uns et les autres peuplent les vallées

encaissées par de hautes montagnes; et leur caractère apathique, leur insouciance, leur peu d'activité, les rendent peu propres aux émigrations et les retiennent fixés au clocher qui les a vus naître.

Tant que ces vallées n'ont pas été traversées par de grandes routes, ou que des usines ou des ateliers n'y ont pas été établis, le développement intellectuel y est resté inférieur, et rien n'est venu modifier avantageusement la condition des goîtreux et des crétins.

Plus fâcheuse elle est encore, sous ce rapport, quand ils se trouvent dans des habitations isolées, à des distances éloignées des bourgades; c'est là qu'on rencontre les types les plus avancés en dégradation physique et morale.

CHAPITRE SEIZIÈME.

DE LA CAUSE PROCHAINE DU CRÉTINISME.

Parmi les diverses opinions que les auteurs ont émises sur la cause prochaine du crétinisme, on ne saurait admettre comme plausibles :

1° Celle de Zschokke et de Rosch, qui le regardent comme le plus haut degré de la scrofule. — Les scrofuleux, en effet, sont le plus souvent assez intelligents, tandis que les crétins sont stupides;

2° Celle d'Akermann, qui soutient que le crétinisme n'est que le plus haut degré du rachitisme; nous avons brièvement tracé leurs dissemblances dans le diagnostic différentiel;

3° Celle de Gugger, qui l'attribue à un sang artériel défectueux non-seulement en quantité, mais en qualité; non plus que celle du docteur Savoyen, qui en place l'essence dans la prépondérance du sang veineux, par la moindre quantité d'oxygène absorbé, et par une mauvaise assimilation résultant d'aliments peu nutritifs chez tous les habitants des vallées infectées. — Mais les familles où l'aisance permet d'avoir une meilleure alimentation ont aussi des crétins, et d'autres familles moins aisées, moins bien nourries, ne sont point entachées de crétinisme, quoique vivant sous l'influence des mêmes agents physiques.

Nous nous rangeons volontiers à l'opinion de Malacarne, « qui assigne pour cause principale du crétinisme la structure défectueuse du crâne, du cerveau, du cervelet, causée à son tour par la pression qu'exerce la glande thyroïde, dont le gonflement empêche le sang de circuler librement du cou à la tête. »

Toutefois, les lésions que les observations nécroscopiques ont constamment révélées dans le crâne et dans le cerveau n'ont paru à la commission sarde servir tout au plus qu'à expliquer le seul phénomène de l'idiotie.

Ainsi ne le pense pas M. Ferrus, qui définit le crétinisme *une hydrocéphalie œdémateuse diffuse,* rapportant à cette lésion non-seulement les effets locaux, mais l'état général ou la constitution du crétinisme.

« Quel praticien exercé, ajoute-t-il, pourrait méconnaître :

» 1° Les phénomènes d'une compression cérébrale modérée, mais permanente, évidemment caractérisée par l'obtusion des facultés, l'engourdissement général; le défaut d'expression dans les organes de la vue, qui demeurent presque toujours fermés, et plus encore par le volume insolite de la tête, laquelle ne peut rester droite avant la deuxième ou la troisième année, et qui tombe presque constamment en arrière ou se penche sur les côtés ;

» 2° Un état constitutionnel de l'économie tout entière, une idiosyncrasie spéciale, et, si l'on veut me permettre cette expression un peu surannée, une cachexie lymphatique et crétineuse; les solides et les liquides ne semblent-ils pas altérés dans ces corps difformes, mous, disgraciés; toutes les fonctions sont languissantes : on remarque dans celles qui président à la vie de relation une débilité voisine de l'abolition, sans qu'elles soient pourtant éteintes dans leur principe, puisqu'elles sont susceptibles de se rétablir plus tard sous l'influence de soins et de médications appropriés; en un mot, l'évolution organique est complète, mais toute l'économie est frappée dans sa contexture, et entravée dans l'action de ses éléments vitaux les plus essentiels.

» Comment, en effet, comprendre que le corps humain puisse se développer jusqu'à l'état normal d'une manière favorable et régulière, quand des sens imparfaits ou obtus n'éveillent point l'*action cérébrale*, ou plutôt quand celle-ci, n'ayant ni initiative ni puissance, ne répand point sur les fonctions son influence salutaire? Atteinte à sa source, on le voit, la vie du crétin pendant toute sa durée demeure tout au moins engourdie et languissante; le cœur est sans ressort, la circulation lente, la respiration incomplète, sifflante, *râleuse* par suite de mucosités qui obstruent les bronches, la trachée, les fosses nasales, ce qui est dû évidemment à la débilité des muscles de l'appareil respiratoire; nulle activité dans l'appétit; les crétineux seuls montrent une voracité impatiente, et font soupçonner par leurs gémissements que leur estomac obéit à de pressantes sollicitations; l'hématose se fait mal, et le sang, privé des qualités que lui donne sans doute l'*influx nerveux*, est également altéré dans sa composition chimique; les digestions, imparfaites et lentes, ne peuvent être suivies d'une chylification bien élaborée; d'autre part, les organes qui président aux mouvements volontaires ou les exécutent s'atrophient par l'absence de la volonté. Les muscles dès lors, tant par manque de mouvement que par l'effet d'une nutrition viciée, baignés d'ailleurs dans la sérosité dont le tissu cellulaire est infiltré, au lieu de s'enrichir en fibrine, deviennent flasques, mous, sans myotilité; enfin le système osseux se déforme, et le corps s'affaisse alors par sa laxité, sa pesanteur et le défaut de support dans sa charpente osseuse. »

Comme effets locaux, l'hydrocéphalie diffuse, ou l'œdème cérébral, peut bien expliquer l'écartement des yeux, l'écrasement du nez, l'aplatissement de la voûte palatine;

Et la compression du cerveau, tous les grands phénomènes de la maladie.

Mais l'existence de la sérosité n'est pas assez constante pour en faire la base de la définition du crétinisme. — En effet, plusieurs autopsies de crétins n'ont point signalé l'existence d'une sérosité anormale, notamment Malacarne n'en fait point mention dans l'autopsie qu'il a faite de trois crétins. Cette particularité, si elle eût existé, n'aurait point été passée sous silence par ce grand observateur, non plus que par Schiffner, par les docteurs Ruffinelli, Puget, Ronca et Blanqui, qui nous ont fait connaître le résultat de plusieurs nécropsies.

Il y a plus, il y a des auteurs qui ont avancé que la tête des crétins est plus petite ; elle s'est montrée telle à ces derniers.

Reste donc comme cause prochaine plus générale la compression ou la gêne du cerveau diversement opérée ; ainsi agirait, à mon avis, le défaut de concordance entre le contenant et le contenu, entre le cerveau, le cervelet d'une part, et la boîte crânienne de l'autre, celle-ci présentant de nombreuses irrégularités dans sa structure, et s'opposant dans le jeune âge au libre et plein développement de l'encéphale, le forçant de se mouler sur la forme qu'elle affecte.

De l'effort du cerveau, qui, suivant les lois de l'accroissement, tend à s'agrandir, et de la résistance que lui oppose un vice de conformation dans les os de la tête, doit résulter la compression, ou tout au moins un état de gêne pour un organe dont la texture est aussi délicate ; à peu près comme de la conformation défectueuse du thorax et des déviations de la colonne vertébrale naissent la gêne du

poumon dans l'acte de la respiration et les embarras
de la circulation, avant qu'aucune collection de sérosité se soit faite dans le péricarde ou dans la cavité
des plèvres, par les progrès de la maladie.

Mais indépendamment de l'obstacle apporté à
l'exercice de la perception par la compression du
sensorium, le défaut d'harmonie entre ses deux portions symétriques peut encore en troubler l'action. —
Bichat a très-bien fait sentir que dans tout l'appareil
du système sensitif extérieur, l'harmonie d'action des
deux organes symétriques, ou des deux moitiés semblables du même organe, est une condition essentielle à la perfection des sensations.

Ainsi nous voyons de travers, si la nature n'a mis
de l'accord dans la force des deux yeux, et nous ju-
geons de même, si les hémisphères sont naturellement
discordants. — Supposons, en effet, un des hémisphères plus fortement organisé que l'autre, mieux
développé dans tous ses points, susceptible par là
d'être plus vivement affecté, la perception alors sera
confuse, car les fonctions cérébrales doivent suivre
la même loi que celle des sens externes [1].

Nous raisonnons dans l'hypothèse que les deux
hémisphères soient inégaux en structure comme en
force; combien le défaut de leur développement simultané ne doit-il pas nuire aux fonctions intellectuelles? Or, les observations nécroscopiques ont con-

[1] Bichat, *Recherches physiologiques sur la vie et la mort*, p. 32
et suivantes.

staté non-seulement le manque de symétrie et de proportion dans les os du crâne et des vices de structure, mais plus fréquemment un défaut de développement dans l'encéphale.

CHAPITRE DIX-SEPTIÈME.

Nous le diviserons en préservatif ou prophylactique, et en curatif.

Traitement prophylactique.

Tant que le crétinisme a été attribué à des causes surnaturelles, il ne pouvait être un sujet d'études; mais depuis qu'il est tombé dans le domaine de l'observation, son traitement a dû subir les variations de la doctrine étiologique. — Ainsi, la commission piémontaise ayant établi en principe « que, malgré les nombreuses exceptions propres à chaque cause en particulier, selon la différence des localités, il est certain que les plus générales et les plus constantes sont un air humide ou autrement vicié, soit par la configuration ou situation du pays, soit par la mauvaise disposition ou exposition des habitations, soit par la mauvaise construction des maisons, mal aérées et malpropres, soit par le manque de lumière solaire, la mauvaise qualité des eaux et la trop grande ou trop faible quantité de tel ou tel autre principe constituant la mauvaise qualité des aliments et leur insuffisance aux besoins de la vie; les autres causes ou sont secondaires, ou ne sont pas assez répandues pour être considérées sous un point de vue général; c'est tout au plus si elles concourent par leur nombre et leur présence à augmenter en force et en intensité le mal produit par les premières. »

La commission, dis-je, propose, « pour améliorer les pays infectés, l'élimination de quelques-unes des causes mentionnées ;

» *Pour purifier l'air,* la dessiccation des marais qui subsistent encore, la canalisation des rivières dont les eaux sont sujettes à déborder ;

» *Pour corriger la mauvaise qualité des eaux,* l'établissement de citernes d'eaux pluviales, s'il n'est pas possible de se procurer à peu de frais l'eau d'une bonne source ;

» *Pour assainir les habitations,* l'élévation des rez-de-chaussée au-dessus du niveau du sol avec un pavé sur un lit de sable, de charbon ou de cailloutis, en rendant les étables assez élevées, spacieuses et aérées, le choix d'une bonne exposition pour les nouveaux bâtiments, et l'ouverture de nombreuses et larges fenêtres ;

» *Pour améliorer l'alimentation,* l'établissement de sages lois annuaires, afin de prévenir le renchérissement excessif des aliments les plus nécessaires à la vie, et surtout la vente du sel au plus bas prix possible, afin que tout le monde en fasse une plus grande consommation, etc., etc. »

Quant à nous, qui regardons le crétinisme comme la conséquence des altérations organiques que le goître perpétue dans les familles pendant plusieurs générations (ce que nous avons établi sur des preuves anatomiques, pathologiques et généalogiques, en suivant les gradations qui font passer les familles du goître à la dégénérescence crétineuse, de celle-ci au demi-crétinisme et de celui-ci au crétinisme complet), nous pensons que, pour régénérer les pays infectés, il faut :

1° Traiter le goître chez tous ceux qui en sont atteints, c'est-à-dire toute la population goîtreuse;

2° Se hâter, surtout dès le commencement de l'hypertrophie du corps thyroïde chez les enfants, de leur administrer les soins convenables pour le réduire à l'état normal.

Ce serait nous répéter inutilement que d'énumérer encore les moyens de prévenir le développement du goître. — Nous en avons traité longuement dans la première partie de notre travail; mais nous ferons observer qu'alors même qu'on ne peut parvenir à écarter les causes directes et celles qui sont aggravantes, c'est-à-dire à se procurer une eau plus saine, à changer d'habitation ou de résidence, à déserter les écuries (triste nécessité à laquelle seront pour longtemps condamnées les populations où sévissent le goître et le crétinisme, forcées de subir les inconvénients attachés à leur position, malgré les conseils qui ont été donnés aux communes d'entrer dans la voie du progrès, et qui malheureusement ne peuvent être pratiqués que par le petit nombre, vu l'extrême misère de la généralité); il leur sera néanmoins possible et facile de corriger la mauvaise qualité des eaux (cause prépondérante) en y mêlant du sel marin dans la proportion de 2 à 4 grammes par litre.

Quant au traitement du goître, nous ne ferons que récapituler ici les principaux moyens, en renvoyant, pour le mode d'administration, à ce que nous en avons dit ailleurs :

Tablettes d'éponge calcinée, poudre d'hydriodate de potasse composée en frictions sur la langue, muriate d'or et de soude employé de la même manière, iode pur réduit en vapeur en applications externes, de même que la teinture d'iode, qu'on peut aussi administrer prudemment à l'intérieur, applications locales de pommade d'hydriodate de potasse.

3° Mais pour prévenir le développement du goître, dont l'hérédité, surtout du côté de la mère, est bien prouvée, des mesures législatives sont nécessaires.

Ici je puis invoquer une autorité compétente. « Je voudrais, dit Fodéré, qu'on ne permît pas le mariage à un goîtreux; qu'il fût surtout défendu à tout individu atteint de crétinisme au premier, deuxième et troisième degré, et que, quand on le permettrait à un individu dans la famille duquel il y a eu des crétins, on l'obligeât à se choisir une épouse dans un pays où l'on ne connaît point ces maladies.

» Appellerait-on violer la liberté individuelle de

prendre les précautions efficaces pour mettre les hommes en état d'en jouir? »

Je pense qu'au lieu d'empêcher le sujet *simplement goîtreux* de se marier, ainsi que le propose Fodéré, il conviendrait de lui imposer l'obligation préliminaire de se faire traiter du goître, et de produire une attestation en bonne forme de ce traitement. — Je serais assez disposé à étendre encore la faculté de se marier au *crétineux*, à condition qu'il choisirait une compagne saine et robuste dans une localité non infectée, puisque l'expérience a prouvé que le croisement de l'espèce en améliore les produits. Mais la prohibition du mariage devrait être absolue pour le demi-crétin.

Je souhaiterais aussi qu'aucun enfant, garçon ou fille, ne pût être admis à fréquenter les écoles primaires ou secondaires, sans être muni d'une attestation portant, s'il est goîtreux, qu'il a subi un traitement pour être délivré de cette affection.

Mais pour mieux rendre le traitement obligatoire, ce serait de mettre en vigueur une mesure analogue à celle qu'avait proposée Fodéré pour vaincre l'apathie ou l'indifférence des parents à faire vacciner leurs enfants, ce serait d'imposer chaque chef de famille à une taxe annuelle pour chaque enfant goîtreux qui n'aurait pas été traité de cette infirmité par le médecin cantonal ou par le médecin vaccinateur, et ce, jusqu'à ce qu'il eût été soumis à ce traitement, qu'il conviendrait de rendre gratuit. Le gouvernement, d'ailleurs, aurait encore un motif puissant pour intervenir.

Chaque année, les communes ayant à fournir un nombre déterminé de jeunes gens pour le recrutement de l'armée, celles où les goîtres abondent se trouvent privilégiées sous ce rapport que tous les goîtreux sont réformés, et que le contingent pèse presque exclusivement sur les communes haut situées du même canton, où sont des hommes grands, sains et robustes.

Ainsi, dans le canton de Guillestre, ce sont les communes de Vars et de Celliac qui présentent aux conseils de révision les jeunes gens valides et propres au service militaire;

Dans la vallée de la Stura (Piémont) et dans le mandement de Vinadio, ce sont celles de l'Argentière, Brezesio, Pietro-Porcio Sambuc;

Dans le département des Hautes-Alpes, le relevé des exemptions, pour les levées de cinq années, indique que sur cent conscrits il y en a dix qui sont exemptés pour goître et crétinisme.

Dans les trois départements de l'Isère, des Hautes-Alpes et des Basses-Alpes, on rencontre des cantons qui ne peuvent fournir leur contingent, par suite des exemptions.

Cependant l'impôt du sang est celui de tous qui exigerait la répartition la plus équitable. — Il importerait donc de rétablir l'équilibre entre toutes les communes.

Le traitement des goîtreux est le plus sûr moyen d'y parvenir ; mais il faut avant tout vaincre l'apathie, l'indifférence ou même la répugnance des sujets à s'y soumettre. Il n'est pas facile de s'assurer de l'administration des remèdes internes ; mais heureusement il en est autrement de l'application des remèdes externes, parmi lesquels l'expérience m'a prouvé que la ouate de coton, saupoudrée de quelques décigrammes d'iode pur, repliée ensuite, ou imbibée de teinture d'iode affaiblie avec moitié ou trois quarts d'alcool, tient le premier rang et suffit dans la très-grande majorité des cas, — l'action des vapeurs iodées rubéfiant en peu de temps les téguments qui recouvrent le goître, — sauf à réitérer deux ou trois fois cette application pour les tumeurs les plus résistantes.

Mais après le traitement du goître comme cause principale de la dégénérescence crétineuse qui s'établit au sein des populations, il est encore d'autres moyens accessoires qui secondent le premier, et dont l'observation a démontré l'efficacité en plusieurs contrées ; car, ainsi que le fait observer M. Ferrus, le fait constitutionnel du crétinisme éparpillant en quelque sorte ses traits affaiblis et diffus sur l'ensemble des habitants, là où son endémicité est active et où ses racines sont profondes, est digne de toute attention. — Il n'y a point là seulement des crétins à traiter, mais une population entière, d'une manière soutenue et par les modificateurs généraux, au nombre desquels nous plaçons d'abord :

4° *L'éducation physique des enfants.* — Nous avons consacré à cet article une note détaillée, insérée à la fin du volume. — La propreté dans les habitations, celle des personnes. Le défaut de propreté, en empêchant la transpiration cutanée, retient des produits destinés à être éliminés. — Le paysan étrille son cheval, son âne ou son mulet; il voit que cette opération profite à la santé, au bien-être, à la vigueur de ces animaux, mais il ne songe pas à se débarrasser lui-même de la crasse qui couvre son corps : la plupart la conservent toute leur vie. — Pourquoi n'imiterions-nous pas les Romains, qui, soigneux de la santé publique, avaient construit des bains dans leurs colonies? On pourrait établir dans chaque commune un local avec une chaudière et une baignoire à cet usage; l'habitude de s'en servir viendrait ensuite.

5° *A défaut de bonne eau,* l'addition de sel marin, dans les proportions indiquées, à l'eau qui sert aux usages domestiques;

6° *Une alimentation fortifiante,* composée de soupe au pain ou de farine au bouillon, au beurre frais, à l'huile ou assaisonnée avec de la graisse récente; de soupes aux herbes où l'on met du cresson, des poireaux, quand on pourra s'en procurer, du persil ou quelques gousses d'ail, des navets. — En général, le choix des plantes crucifères, les radis, conviennent comme possédant des propriétés antiscorbutiques; à défaut de bon vin, celui d'airelle ou de genièvre, qu'on pourrait faire sur place, seraient préférables au mauvais vin qu'on récolte en quelques localités. — Le pain de seigle ou d'orge forme dans beaucoup d'endroits la principale nourriture des habitants; il est actuellement on ne peut plus mal préparé.

Les communes rurales ont des fours publics beaucoup trop vastes : quelques-uns contiennent la pâte de seize doubles décalitres de farine. — Il en résulte qu'il faut beaucoup de bois pour chauffer ces fours; et comme les habitants sont forcés de le ménager, ils ne retirent la plupart du temps qu'un pain à demi cuit, aplati dans sa surface supérieure, bosselé inférieurement et très-serré dans l'intérieur, nourriture indigeste pour toute la famille pendant des mois entiers.

En quelques localités, on cuit la provision de pain pour toute l'année. — Il perd par la dessiccation une partie de ses propriétés nutritives, et devient tellement dur et cassant, qu'il faut aux personnes dont les dents sont en bon état beaucoup de temps pour le triturer, travail laborieux pour ceux qui les ont perdues, impossible aux enfants et aux vieillards. La plupart des ménages se servent d'un couteau en forme de levier pour le réduire en morceaux; d'autres le font ramollir en le trempant dans l'eau, la soupe aux herbes ou le petit-lait.

On comprend aisément qu'il n'y a que de sages règlements d'administration locale qui puissent rompre des usages plus que séculaires, en forçant les habitants d'ouvrir et de chauffer le four au commencement de chaque mois. — Mais ces règlements sont faciles à établir et à faire exécuter; il faut seulement que l'autorité veuille bien s'en occuper.

Cependant, vu la cherté des céréales, il importerait de mieux les utiliser, car souvent une famille réunit toutes ses ressources, elle vend ses bestiaux pour acheter une ou deux charges de blé, qu'elle perd ensuite en les convertissant en mauvais pain.

Ainsi, généralement parlant, les édifices les plus nécessaires à l'existence des familles, les moulins et les fours, sont le plus mal construits, le plus mal entretenus dans les campagnes.

On obvierait à ces inconvénients, si l'on faisait construire dans chaque section de commune un four économique, dont la sole fût en tuf bien travaillé, et qui ne contînt que la pâte de trente ou trente-cinq pains de ménage, — c'est-à-dire celle de quatre doubles décalitres de farine. — Il faudrait beaucoup moins de bois pour le chauffer au point convenable pour la cuisson du pain. Les fournées se succéderaient sans interruption, et l'on obtiendrait un pain bien cuit, plus nourrissant et plus agréable.

Il serait à désirer pour la classe pauvre, la plus affligée par le crétinisme, que la continuelle uniformité de son alimentation fût interrompue de temps en temps par l'usage de la viande.

Mais comment de pauvres habitants pourront-ils se procurer l'usage de la viande, quand de trop fortes amendes édictées par le Code forestier viennent s'ajouter à l'infertilité du sol, et les priver du nécessaire?

Combien est urgente la révision de la législation forestière, dont les dispositions relatives aux amendes pour délit de dépaissance et de coupes de bois sont ruineuses pour les habitants, et sont devenues une cause influente de misère pour plusieurs départements, surtout pour les pays les plus élevés, les plus froids et les plus montagneux!

Appelé à donner nos soins à de pauvres malades couchés sur un grabat et dans une mauvaise cuisine enfumée, combien de fois ne nous est-il pas arrivé d'écouter les doléances de la famille en pleurs, plus occupée des suites d'un procès-verbal qu'elle venait d'essuyer, et qui consommait sa perte, que de la maladie qui menaçait de lui enlever un de ses membres les plus chers, un père ou une mère! — C'est bien trop de deux malheurs qui fondent à la fois sur des habitants déjà si pauvres, qui tremblent à la vue d'un garde forestier, bien plus redoutable pour eux, armé qu'il est d'une loi très-sévère, qu'un ancien seigneur, dont la haute naissance, le caractère et les lumières, malgré des abus de pouvoir chez plusieurs d'entre eux, offraient au moins aux vassaux une chance favorable aux supplications, au regret de l'avoir offensé, à la soumission, qui s'exprimaient par des larmes et des sanglots.

Ainsi donc, le gouvernement qui veut sincèrement

le soulagement des classes pauvres, qui s'efforce de faire pénétrer tous les moyens d'activité sociale dans les campagnes, doit veiller à ce que des mesures trop fiscales ne commencent pas par les ruiner.

Nous lisons dans un journal, 19 février 1857 :

« Presque tous les pays de montagnes ont perdu » une partie de leur population; les habitants des » Hautes et des Basses-Alpes, du Var et de l'Isère, » du Tarn, du Puy-de-Dôme et du Cantal, de la Lo- » zère, de la Corrèze, des Ardennes, de la Somme et » des Vosges, de l'Ariége, des Hautes et des Basses— » Pyrénées, sont descendus dans les plaines. »

L'auteur de cet article attribue ce déplacement général des populations des montagnes au sentiment du progrès, au désir du bien-être qui ont frappé les masses.

Suivant nous, une des causes principales de l'abandon du pays, c'est que les émigrants ne peuvent dire comme les bergers de Mantoue : *Dulcia linquimus arva;* mais nous fuyons une patrie où les lois forestières et les amendes qui nous accablent ne nous permettent plus de vivre : anxiété pour ceux qui partent, misère pour ceux qui restent.

7° *Le commerce, la civilisation.* — L'industrie, en multipliant l'action de l'intelligence humaine sur la matière, et le commerce, en multipliant les échanges, ne concourent pas moins à modifier le moral d'une contrée que ses conditions physiques, matérielles, d'existence.

Chaque année les habitants d'un village en ont la preuve dans quelques-uns de leurs émigrants. — Ceux-ci vont se dégrossir au contact de la civilisation. Ils avaient à leur départ un extérieur grossier, des formes rudes et raboteuses, quelque peu agrestes, un air emprunté et apathique. — Ils ont subi une transformation complète après quelques années d'absence; ainsi la création d'une usine, d'une manufacture, a souvent modifié avantageusement l'état d'une vallée, tant le travail entretient, d'une part, la santé et la vigueur, multiplie les relations sociales, polit les mœurs, et de l'autre, crée des ressources qui influent sur la manière de se nourrir, de se loger et de se vêtir; dans la vallée de Verdon (Basses-Alpes), les manufactures de drap de Colmar, du Villard, celles de drap fin de Beauvezer, de Saint-André, ont exercé sur toute la population une influence salutaire.

L'éducation et l'instruction. — Il est bien reconnu que les pays les plus ignorants sont ceux qui présentent le plus de crétins; cependant ces derniers pays ne sont pas les moins fertiles, et produisent de quoi nourrir les habitants, qui, contents de peu, ne se soucient pas d'augmenter leur pécule ni d'acquérir quelques notions pour arriver à ce résultat.

Bien différents sont ceux qui habitent les pays les plus pauvres, où l'on ne récolte plus que du seigle, de l'orge ou de l'avoine. — Ce n'est point tant le goût, le désir de l'instruction pour la satisfaction qu'elle donne, qui décide les pères à envoyer leurs enfants à l'école, mais la nécessité de leur fournir les moyens de gagner leur vie. — Les familles étant nombreuses, elles s'accoutument de bonne heure à l'idée de voir émigrer leurs membres, et ceux-ci à celle d'apprendre à lire et à écrire, pour chercher dans d'autres pays des ressources que le sol natal leur refuse.

On enseigne encore dans ces écoles les premiers éléments d'arithmétique, en y joignant ceux de la grammaire française, sans négliger les principes de la morale, dont au reste les enfants vont puiser un enseignement spécial chez les ministres des différents cultes.

Il importe en effet que la morale repose sur des notions religieuses saines, et non sur la superstition; car l'Évangile bien expliqué, bien compris, illumine tout homme venant en ce monde, tandis que la superstition et ses pratiques le crétiniseraient.

C'est surtout dans les pays de goître que les gouvernements ont à s'occuper avec sollicitude de l'éducation des filles, non moins que de celle des garçons, car celles-ci, plus crédules, ayant plus rarement que les premiers, dans le cours de la vie, l'occasion de se débarrasser des idées superstitieuses dont on a bercé leur enfance, les conservent et les propagent jusqu'au déclin de la vie.

Mais la culture de l'intelligence chez les garçons trouve ensuite sa plus grande utilité chez l'homme adulte qui l'applique aux besoins de l'existence; c'est ce qui rendrait si profitable la création d'une école d'arts et métiers au chef-lieu de chaque département, aujourd'hui que les fabriques de drap ont fait tomber la filature et le tissage de la laine à la main, et que les habitants, ne trouvant plus aucun avantage à ouvrer eux-mêmes la laine de leurs troupeaux, laissent leurs enfants inoccupés pendant toute la mauvaise saison.

Quant à ceux qui, se destinant à des emplois autres que la culture des terres et des métiers manuels, ont besoin de connaissances plus étendues, c'est manquer le but qu'on se propose de ne les appliquer durant les premières années de leurs études qu'à des choses qu'ils comprennent difficilement, et auxquelles ils ne peuvent prendre aucun intérêt.

Le premier livre d'une nation étant le dictionnaire de sa langue, c'est par la connaissance plus approfondie de cette langue qu'il faudrait commencer l'éducation secondaire. — Fodéré en avait déjà fait la remarque. — Il recommandait l'étude du dessin dans les vallées subalpines comme indipensable pour former le goût, perfectionner les arts, qui y sont encore dans l'enfance. — Nous y ajouterons celle de la musique, pour embellir les rapports sociaux et faire cesser dans ces vallées l'engourdissement et l'indifférence.

La commission sarde conseille d'inculquer aux administrations municipales respectives la nécessité d'établir des jeux publics de gymnastique, et de faciliter les danses, les courses et autres fêtes publiques, non-seulement dans le but de rendre un peu de vie aux habitants, mais aussi d'engager les jeunes gens qui s'avoisinent à frayer ensemble et à contracter des mariages mixtes.

Un moyen que nous regardons comme devant être très-influent pour prévenir l'extension du crétinisme est la *séquestration des crétins*, vu la tendance qu'a l'homme à copier les attitudes, les poses, les cris, les gestes, les grimaces des êtres avec lesquels il passe sa vie.

C'est cette tendance qui rendit épileptiques les jeunes filles dont parle Boerrhaave à la vue d'une de leurs compagnes travaillée du haut mal; c'est cette tendance qui faisait imiter le miaulement des chats aux filles Milésiennes.

J'ai entendu raconter à mon père, de chère mémoire, que, se rendant à Embrun pour y continuer ses études de latinité, la vue d'un crétin qu'il rencontra au village de Saint-Clément, sa démarche saccadée, ses contorsions et sa voix rauque l'avaient tellement impressionné, que dans les premiers jours de son arrivée il avait toujours l'image de ce crétin présente, qu'il faisait de vains efforts pour l'éloigner de sa pensée, et que s'il n'eût trouvé des condisciples pour le distraire, il aurait eu de la peine à ne pas imiter une pantomime aussi bizarre.

Traitement curatif.

Jusqu'à présent, nous avons envisagé le traitement du crétinisme au point de vue prophylactique, nous allons nous en occuper sous le rapport curatif.

Nous avons exposé les raisons qui nous portent à regarder le crétinisme comme congénial ou héréditaire, comme la conséquence de la dégradation toujours croissante que le goître introduit dans les familles à chaque génération.

Ces considérations préliminaires nous font établir, quant au traitement, deux catégories de crétins : les goîtreux et les non goîtreux.

Les observations suivantes ont trait aux premiers, et démontrent combien il importe de faire disparaître le goître chez les crétins.

1er *Fait.* — Pierre Ch..., âgé de dix-huit ans, issu de mère goîtreuse, atteint de crétinisme au deuxième degré, et portant un goître très-volumineux, donnant des marques d'intelligence par ses gesticulations, et, plus encore par les sons rauques et inarticulés de sa voix, s'impatientant surtout quand il ne peut parvenir à se faire comprendre, taille d'un mètre 50 centimètres, présentant des signes non équivoques de puberté (parties génitales volumineuses, pubis couvert de poils), recherchant la société des jeunes filles; bouche et langue baveuses; respiration habituellement

laborieuse et sifflante; démarche saccadée, trébu-
chant et tombant au moindre obstacle, rendait invo-
lontairement ses urines et ses ordures pendant la nuit,
étant d'ailleurs sujet à la diarrhée.

Nous essayâmes de le traiter du goître avec l'espoir
bien fondé d'améliorer au moins la respiration; nous
n'employâmes pas la poudre d'hydriodate en frictions
sur la langue, à raison de l'état baveux de la bouche
qui aurait noyé le médicament.

Trois applications de ouate saupoudrée chacune
de 60 centigrammes d'iode pur, repliée ensuite sur
elle-même, faites à un mois de distance l'une de
l'autre sur la glande tuméfiée, en ont amené la réduction presque à l'état normal.

Non-seulement la respiration est devenue beaucoup moins gênée, mais le malade garde ses urines
et ses matières fécales pendant la nuit; il a beaucoup
moins d'instabilité dans les mouvements musculaires;
la marche le fatigue moins, il fait à pied (ce qu'il
n'aurait pas fait auparavant) le trajet d'une lieue
pour visiter une résidence que son père avait quittée
depuis six mois, et revoir d'anciennes connaissances.

2e *Fait.* — Pierre Troussely, issu de parents goîtreux, âgé de vingt-cinq ans, portant dès son enfance
un goître qui a pris dans la suite d'énormes proportions, demi-crétin, bègue, et s'exprimant en outre
difficilement, avec grimaces et contorsions de la
bouche, marche en élevant plus que d'ordinaire les
jambes, à la manière des aveugles, fait quelques pas

avec précipitation, les bras et avant-bras pendants et agités de mouvements convulsifs (taille d'un mètre 60 centimètres). Il accepte avec plaisir la proposition d'être débarrassé du goître.

Soumis au même traitement que le sujet de la précédente observation, il présente un résultat aussi satisfaisant : il s'exprime avec beaucoup moins de difficulté et n'a plus l'air d'un énergumène, quand il répond aux questions qu'on lui adresse ; sa démarche surtout a pris une allure moins incertaine ; les mouvements musculaires des bras et des avant-bras ont tellement perdu de leur instabilité, que cet homme, doué d'une certaine force, a pu depuis l'utiliser en se livrant aux travaux des champs, manier une pioche et gagner sa vie en effondrant des terrains incultes.

Ces deux observations, sans être accompagnées d'aucun commentaire, sont de nature à prouver que le goître concourt chez le crétin à aggraver les dispositions héréditaires, et qu'on ne saurait trop se hâter de le faire disparaître pour simplifier le traitement qui, une fois cette fâcheuse complication levée, rentre alors dans celui des crétins non goîtreux.

Traitement des crétins non goîtreux.

Il repose sur les moyens physiques et sur les moyens moraux.

Les premiers sont de deux sortes : hygiéniques ou médicaux.

Hygiéniques, ils se composent des soins à donner à l'enfance : d'une alimentation, d'une habitation saines, et généralement de tous les modificateurs qui forment la seconde partie du traitement préservatif.

L'allaitement des enfants vient en première ligne. Suivant le conseil de Fodéré, « toute femme habitant la plaine des vallées goîtreuses doit faire nourrir ses enfants en montagne : elle leur rendra un plus grand service que si elle les allaitait elle-même, surtout si elle choisit un air vif et une nourrice aisée, jeune, gaie et de bonnes mœurs, pour fortifier encore davantage les enfants contre les impressions de leur pays natal; il convient de ne les y ramener, autant que faire se peut, qu'à l'âge de sept à huit ans. »

Le conseil est excellent pour les gens aisés, mais c'est le petit nombre. Pour que les familles pauvres pussent le pratiquer, il faudrait que la mère prît en échange un autre nourrisson dans les hospices des Enfants-Trouvés, afin de se procurer l'équivalent des frais de nourrice de son propre enfant; mais si l'on ne peut agir ainsi, on tâchera de contre-balancer les influences locales et les prédispositions héréditaires par des frictions avec une flanelle ou une pièce de laine fine imprégnée de vapeurs aromatiques, par des lotions de vin animées avec quelques gouttes d'alcool de lavande, et surtout par les bains d'enveloppe froids pendant quelques minutes.

J'ai retiré de ce moyen de bons effets. Les enfants éprouvent moins de répugnance à s'y soumettre et les mères à l'employer que s'il s'agissait du bain froid, ce qui nous conduit à l'emploi des *moyens médicaux :*

1° Pour corriger les vices de l'ossification dans le jeune âge;

2° Pour relever la constitution;

3° Pour combattre la cause et les effets résultant de la compression, quand il y a lieu de présumer qu'il y a déjà épanchement de sérosité autour de la masse encéphalique ou dans les ventricules.

1° Bien que le crétinisme diffère du rachitis en ce que les manifestations intellectuelles intactes, et quelquefois plus vivaces dans celui-ci, indiquent que le cerveau n'éprouve point l'altération particulière au premier, cependant il existe, dans l'un et dans l'autre, un état maladif du système osseux, qui ne s'étend pas à la vérité jusqu'aux os de la tête dans le rachitis ordinaire, excepté dans le cas d'hydrocéphalie, mais qui déforme la charpente osseuse comme dans le crétinisme. Nous avons vu que les recherches d'un grand nombre d'auteurs ont constaté qu'il existe un défaut de concordance dans les os symétriques du crâne, non moins que de structure dans les os du thorax, du bassin, et de proportion dans ceux des membres, plus minces dans le sens de la longueur, plus gros aux extrémités. Cette conformation défectueuse de la boîte crânienne force le cerveau de se mouler sur ses inégalités, d'où sa compression sur différents points de sa surface.

Ces altérations profondes du système osseux vont avec celle de toute la constitution comme chez les rachitiques; dans l'une et dans l'autre de ces affections, on remarque une peau bouffie, la mollesse des chairs, la faiblesse du corps, l'inaptitude au mouvement, une augmentation de volume du ventre, des articulations, une dentition tardive et mauvaise, enfin le relâchement et la débilité de tous les organes : ce qui faisait dire à Akermann que le crétinisme n'était que le plus haut degré du rachitisme.

Or, les bons effets du bain froid pour ranimer l'ossification, réduire le gonflement des articulations dans cette dernière maladie, ont amené à l'appliquer utilement à la première. Aussi Fodéré a-t-il soin de le recommander spécialement, et nous pensons nous-même que les bains froids d'enveloppe auxquels on accoutumerait insensiblement les enfants, par une température graduée, les frictions sèches ensuite, *ut suprà*, pourraient dans la majorité des cas dispenser de dépayser les enfants et de les mettre en nourrice dans des pays plus froids, plus élevés. Mais on ne saurait trop recommander d'avoir recours aux bains froids d'enveloppe de bonne heure, avant que les progrès d'une ossification vicieuse aient forcé le cerveau à se déformer. De cette manière, l'organe qui se développe et la boîte qui le renferme obéissent à la loi d'accroissement simultané, d'évolution régulière.

Quand le travail de l'ossification est entravé, ne pourrait-on pas, chez les rachitiques comme chez les crétins, recourir à l'administration des sels calcaires à titre d'adjuvant dans l'emploi des toniques?

Le phosphate de chaux provenant de la calcination des os ne peut avoir aucun inconvénient. Les expériences de M. Milne Edwards tendent à démontrer l'influence de ce sel contenu dans les aliments sur la formation du cal dans les fractures.

Elles viennent confirmer celles que M. Gosselin a faites dans ces derniers temps à l'hospice Cochin; je citerai moi-même à l'appui l'observation suivante :

Dans les Alpes, les œufs que pondent en hiver les poules qu'on tient enfermées dans les étables à cause du froid et de la neige, et qu'on nourrit généralement de son humecté d'eau, n'ont qu'une enveloppe membraneuse; la coque des œufs ne devient solide et calcaire que lorsque les poules ont la faculté de sortir à la campagne, de becqueter et avaler pêle-mêle avec quelques graines ou autres substances de petits graviers, dont leur gésier tire les éléments de solidification ;

2° Dans le crétinisme, comme dans le rachitisme, il importe de relever la constitution : ce sont encore des remèdes analogues à employer.

Stark a préconisé dans le traitement du rachitis un mélange de limaille de fer, de rhubarbe et de sucre (cinq grains des deux premières substances sur dix grains de sucre). Le docteur Temple remplace la limaille par l'oxyde de fer, que l'on donne en deux doses : l'une le matin, l'autre le soir.

L'infusion de kina et autres amers, la racine de colombo.

M. Niepce vante le sirop de proto-iodure de fer, dont on fait prendre une demi-cuillerée aux enfants en bas âge dans six cuillerées de décoction de feuilles de noyer. Au lieu de la décoction, j'emploie le sirop de brou de noix mêlé avec le premier. — Dans le cours du traitement, au bout d'un mois, on augmente la dose jusqu'à deux ou trois cuillerées à café de chacun de ces sirops.

Depuis que la thérapeutique s'est enrichie de l'huile de foie de morue, on l'a administrée avec succès dans le traitement du rachitis comme dans celui du crétinisme. M. Bretonneau l'a chaudement préconisée dès 1829. Son emploi est aujourd'hui général dans le traitement du rachitis. — Voici les règles à suivre indiquées par M. Trousseau à la clinique de l'Hôtel-Dieu.

Le mode d'administration et les doses de ce médicament varieront avec l'âge des malades.

Jusqu'à un an ou dix-huit mois, on donnera le sein de nouveau, si l'enfant a été sevré, ou bien on le mettra à une diète lactée, en interdisant toute autre alimentation qui serait trop substantielle. L'une et l'autre de ces précautions sont presque indispensables à la réussite. En même temps, on fait prendre chaque jour une dose de 10 à 15 grammes d'huile de foie de morue, soit dans un looch, soit mêlée à du café, du sirop de Tolu, ou mieux encore à du sirop d'écorce d'oranges; mais on a souvent vu des enfants prendre, au bout de quelques jours, ce remède en nature et sans mélange avec une sorte d'avidité.

S'il survient de la diarrhée, on donnera du sous-nitrate de bismuth ou de la poudre d'yeux d'écrevisses, et l'on mettra dans le lait, qui sert d'aliment à l'enfant, quelques grains de bicarbonate de soude. Quand ces précautions ne suffisent pas, il est convenable de cesser l'usage de l'huile de foie de morue pendant un ou deux jours pour le reprendre ensuite.

De deux à quatre ans, on insiste sur une diète lactée moins absolue; on y joindra quelques potages gras, quelques légumes, des œufs. On portera la dose d'huile à 15 ou 30 grammes, selon la tolérance du tube digestif. Si le sujet est très-faible, on donnera des toniques amers, le quinquina, la gentiane.

Au-dessus de quatre à cinq ans, on donnera une alimentation plus substantielle, en ayant soin d'éviter toute nourriture indigeste. Seulement, la dose de l'huile sera de 30 à 60 grammes par jour en une ou deux fois.

Il ne faut négliger ni le séjour à la campagne, ni l'insolation, ni les bains de mer, qui en plusieurs occasions ont été d'une grande utilité.

En général, plus l'huile est brune et rance, plus elle est active et digestive. L'huile de poisson du commerce, l'huile de phoque, de baleine, de harengs, etc., ont une égale propriété, et leur prix bien inférieur devra toujours les faire préférer par les classes pauvres.

Sous l'influence de l'huile de foie de morue, les douleurs de l'enfant se calment et se modèrent souvent au bout d'une ou deux semaines, et les os acquièrent en peu de temps une certaine consistance. — Les petits malades reprennent bientôt des forces, l'embonpoint reparaît, les courbures se modifient, par un mécanisme très-difficile à décrire, et le corps ne tarde pas à recouvrer promptement une partie de sa rectitude.

C'est ici le lieu de poser la question suivante :

Convient-il de traiter par les préparations iodées à l'intérieur ceux des goîtreux et des crétins dont la constitution est émaciée, à face jaunâtre et maladive, aux muscles grêles et peu prononcés : type qu'on retrouve spécialement dans certaines contrées arides brûlées par le soleil, où le ciel est presque toujours serein et les pluies rares, enfin où l'humidité fait défaut à la nature végétale comme aux espèces animales ?

Je ne le pense pas. L'iode administré à l'intérieur, conduisant à l'amaigrissement, en faisant prévaloir la force de décomposition sur celle de composition, ne peut que hâter la dessiccation des tissus chez ces sujets en les privant de l'humide radical.

On doit, ce me semble, traiter ces sujets par

l'huile de foie de morue de préférence, par les vapeurs iodées provenant de l'iode pur ou de la teinture; par les pommades iodées, dont l'action locale est plus active et l'action générale beaucoup moins intense.

3° Quant aux moyens propres à combattre l'épanchement de sérosité intra-crânienne, M. Ferrus propose d'employer, dans une limite rationnelle, le traitement auquel on a recours souvent avec succès, soit contre la stupidité (œdème cérébral), soit contre l'hydrocéphalie commençante, et qui consiste en révulsifs puissants, tant à l'extérieur que sur les voies digestives. Les purgatifs résineux, prudemment administrés, et surtout les révulsifs cutanés, appliqués même sur le cuir chevelu, devraient, suivant toute vraisemblance, produire de bons résultats.

Des moyens moraux à opposer au crétinisme.

La bonne constitution des organes étant la condition essentielle de leur activité vitale, on comprend que le traitement physique doit précéder le traitement moral; mais l'exercice bien dirigé de cette activité contribue puissamment aussi à perfectionner ses opérations. Aussi l'inertie des facultés intellectuelles et affectives donnant la mesure de l'intensité du crétinisme, la culture de ces mêmes facultés tend à le faire diminuer.

Un médecin suisse, le docteur Guggenbühl, crut

fermement à la possibilité d'améliorer notablement la condition physique et intellectuelle des malheureux crétins. Il résolut de tenter, par l'association de la méde-cine à l'éducation, d'appeler à la vie de l'âme ces êtres qui n'avaient que la vie du corps, encore très-imparfaite ; mais pour y parvenir, il ne se borna pas à étudier isolément le goître et le crétinisme ; il fallait agir sur plusieurs groupes de crétins, et appliquer à chaque division un système de traitement proportionné à la torpeur intellectuelle ; il fallait de la persévérance dans les soins, de la patience dans les procédés, de l'ensemble dans la méthode, du dévouement dans les gens de service qui se consacraient à cette œuvre humanitaire.

Dans cette pensée généreuse, il fonda, en 1841, dans le canton de Berne, un établissement où il réunit un certain nombre de ces infortunés, et s'occupa de leur traitement avec un zèle infatigable. Choix du local, distribution de l'édifice, régime hygiénique, médical, moral, des malades répondant aux vues larges du fondateur.

Sur la montagne de l'Abendeberg, à 1,000 mètres au-dessus du niveau de la mer, près d'Interlaken, au-dessus des lacs de Brientz et de Thün, est situé ce bel établissement.

L'air y est pur, le climat tempéré, l'hiver moins rigoureux que dans les contrées voisines. Quand celles-ci sont couvertes de brouillards, le soleil éclaire les parties les plus élevées où est situé l'établissement, entouré de champs et de jardins dont la culture suffit à ses besoins.

Non loin de là jaillissent deux sources d'une eau fraîche et limpide, d'une saveur agréable, qui servent aux usages domestiques et contribuent à embellir ce paysage.

Les bâtiments sont divisés en deux parties; inutile d'ajouter que la distribution intérieure des salles et des dortoirs ne laisse rien à désirer, ni le régime intérieur sous le rapport de l'alimentation, qui est substantielle et fortifiante.

Étant généralement reconnu que l'humeur de la nourrice doit influer sur la qualité de son lait, on comprend pourquoi le docteur Guggenbühl donne la préférence au lait de chèvre, qui dans ces lieux a un arome particulier, et l'emporte sur le lait de vache; ce lait, provenant d'un animal alerte, capricieux, doit être, suivant l'opinion générale, plus convenable pour des enfants qu'il s'agit surtout de tirer de l'inertie.

C'est encore dans le même but : 1° qu'on espère mettre à profit la qualité stimulante de plusieurs vins pour surexciter le cerveau, et produire un certain degré d'hilarité et d'énergie musculaire;

2° Qu'ont été imaginés plusieurs appareils électriques fort ingénieux, à l'aide desquels on agit en même temps sur le système nerveux de la tête et du corps pendant des nuits entières;

3° Qu'on fait usage des bains tièdes aromatiques

et des frictions avec la teinture des mêmes substances sur toute la surface du corps : bains et frictions propres à activer la circulation capillaire et la transpiration à travers des téguments si âpres, si secs et si rugueux, et qu'on y associe les exercices gymnastiques.

Soins hygiéniques et médicaments tendent à fortifier la constitution. Ce sont les préparations ferrugineuses, le sirop de proto-iodure de fer, de feuilles de noyer, qui sont le plus fréquemment employés.

Le perfectionnement de l'éducation morale et intellectuelle ne vient qu'après l'amélioration matérielle ou physique du corps.

On agit alors sur les sens extérieurs pour les corriger, sur les instincts pour les diriger, sur les sentiments moraux pour les perfectionner.

Les crétins qui ne parlent pas, mais qui ne sont point sourds, sont ceux qui présentent le plus de chances d'amélioration. La répétition des mêmes sons accoutume l'oreille à leur impression et le larynx à leur expression, et des paroles articulées remplaçant leurs hurlements attestent le développement de l'intelligence.

Après le sens de l'ouïe, c'est celui de la vue que l'on cultive. Ainsi, on leur montre d'abord le mot écrit et le mouvement que les lèvres exécutent pour le prononcer, avant de le leur faire imiter. Le mot écrit facilite singulièrement sa prononciation.

On leur présente aussi les couleurs et les images

des choses ou objets, pour leur en apprendre la destination spéciale.

Après l'apprentissage du mot écrit et parlé, on le leur fait toucher, en le leur figurant en un objet matériel qui le représente. — Cette troisième opération roule sur le tact, qui est le sens le moins imparfait chez les crétins, celui dont les célèbres abbés de l'Épée et Sicard ont aussi tiré un grand parti pour l'éducation des sourds-muets.

L'odorat et le goût sont ensuite mis en œuvre pour leur révéler la diversité des corps odorants, celle des corps sapides. On choisit, à cette fin, diverses substances chimiques, plusieurs autres alimentaires.

Quant aux instincts, en réglant l'heure des repas et la quantité des aliments, on tâche de diminuer cette faim vorace qui porte les crétins à se gorger d'aliments outre mesure, et à dévorer indistinctement toute espèce de substance.

Par des exercices gymnastiques qui les tiennent souvent occupés, on les détourne des plus fâcheuses habitudes.

Par des caresses ou des récompenses, on fait naître en eux des sentiments de satisfaction, puis des sentiments de sociabilité qui les disposent à vaincre la répugnance qui les porte à l'isolement et à la colère.

En insistant sur l'emploi de ces différents moyens, on obtient ordinairement l'amélioration de l'état statique et dynamique des crétins les moins avancés.

Plusieurs ont pu apprendre à lire et à écrire, à chanter, etc.; les plus dégénérés ont présenté quelque amélioration.

Pour arriver à d'heureux résultats, il importe de commencer l'éducation du crétin de bonne heure et de continuer les soins de trois à six ans.

M. Oudet, médecin, dans une thèse remarquable sur le crétinisme qu'il a soutenue devant la faculté de Montpellier le 9 juillet 1806, nous a laissé un témoignage authentique de ce que peuvent les soins, une bonne hygiène et l'éducation pour la curabilité de cette maladie à son début : « C'est, a-t-il dit, par » l'emploi de moyens bien entendus et persévérants » que, de crétin au premier degré que j'étais, on a » réussi à me remettre au rang des hommes. »

Quelques auteurs ont proposé la création d'écoles où les crétins [1] recevraient un enseignement approprié à leur état intellectuel. Si cette idée était mise en pratique, on isolerait ainsi ces malheureux des autres enfants du même lieu non entachés de crétinisme, on ne laisserait plus ces derniers exposés à l'influence pernicieuse de l'imitation; mais cette influence subsisterait pour les premiers, ce qui devra toujours faire préférer, par les familles qui sont dans l'aisance, l'éducation privée, tandis que les familles pauvres

---

[1] Quand nous parlons du traitement moral et intellectuel qu'il convient d'employer à l'égard des crétins, ce mot doit être pris dans son acception la plus large. Il comprend les trois degrés du crétinisme; mais surtout le premier et le second.

devront se contenter d'envoyer leurs crétins aux écoles publiques qui leur seraient spécialement destinées.

Parmi les mesures législatives que nous pensons devoir être adoptées à l'égard des crétins complets et des demi-crétins, nous plaçons avec M. Ferrus la restriction de leurs droits civils, et en outre, pour les seconds, l'application des articles du Code, touchant les oppositions au mariage, pour les individus dont la liberté morale n'est pas suffisante, en ajoutant à cette mesure leur séquestration, afin d'opposer en outre à la procréation parmi eux des obstacles efficaces.

CONCLUSIONS.

De toutes les considérations qui précèdent, nous déduisons les propositions suivantes :

1° Le goître endémiqne est dû principalement à la mauvaise qualité des eaux, attribuée par les uns aux sels de chaux et de magnésie, par d'autres au défaut d'oxygénation, par d'autres enfin au défaut d'iode.

2° On peut corriger la composition des eaux en y faisant dissoudre du sel marin dans la proportion de un à trois grammes par litre d'eau.

3° Le goître est d'autant plus facile à guérir qu'il est plus récent et que le sujet est moins âgé.

4° Le goître, comme agent de compression, entrave la circulation artérielle et veineuse du sang dans le cerveau, dans le cœur et les poumons, gêne la respiration, et nuit ainsi à l'hématose, à la bonne composition du sang.

5° Tant que les effets locaux ou généraux du goître sont primitifs, l'individu qui le porte n'en éprouve pas une altération profonde qui se traduise par l'affaiblissement marqué des organes des sens et des facultés du cerveau ; mais lorsque ces effets passent du père ou de la mère, et quelquefois de tous les deux, aux enfants, l'hérédité de ces effets, combinée avec l'action directe de nouveaux goîtres dont souvent les enfants sont atteints, lui prête une nouvelle intensité.

6° Cette double action croît en raison composée des goîtres qui surviennent à chaque génération dans les familles, ce qui augmente à chaque génération les effets directs et réflexes du goître sur l'organisation, la vitalité du cerveau, sur toute l'économie enfin, et prépare graduellement l'invasion du crétinisme le plus complet.

7° Quand un goîtreux épouse une femme goîtreuse aussi, les effets généraux deviennent déjà appréciables dans les enfants à la seconde génération, et par l'association de nouveaux goîtres, plus encore à la troisième, car celle-ci présentera des crétineux très-avancés, et même des demi-crétins.

8° Les demi-crétins, les crétins eux-mêmes, qu'on rencontre dans les régions froides et plus élevées de 500 à 800 mètres que le fond des mêmes vallées où le crétinisme règne endémiquement, ont ordinairement un père ou une mère goîtreux, issus l'un ou l'autre de goîtreux.

9° Pour déraciner le crétinisme dans les contrées où il est endémique, il faut remonter à la cause principale de cette dégénération ; — rendre le traitement

du goître obligatoire pour la masse des populations,
ce qui suffirait déjà pour changer l'aspect, l'expression de la physionomie générale, et corrigerait les
effets de l'hérédité (l'emploi tant à l'intérieur qu'à
l'extérieur de l'iode est le moyen thérapeutique le
plus puissant); — empêcher en outre la propagation
du crétinisme par les mesures administratives et
judiciaires sus-énoncées.

Mais nous insistons sur le traitement du goître,
mesure vraiment efficace, parce qu'elle s'adresse à
la source du mal, qu'elle n'est pas dispendieuse;
qu'elle est enfin d'une exécution facile, qui peut être
secondée par les moyens de civilisation, de prospérité
et de salubrité publique, que les gouvernements,
jaloux du bonheur et du bien-être des populations,
ne manqueraient pas d'y associer.

En un mot et pour nous résumer :

Le goître est le *père* du crétinisme.

Guérir le goître dans les individus, c'est prévenir le crétinisme et le déraciner du sein des
populations.

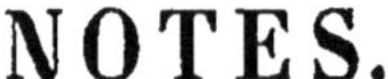

NOTES.

Note A, page 54.

Si nous consultons les traités de pathologie les plus
récents, de même que les dictionnaires de médecine,
à l'article *Claudication,* nous voyons que quelques
auteurs la regardent comme la suite d'une maladie
de l'articulation du genou, de l'inflammation des
cartilages ou des ligaments de l'articulation iléo-
fémorale, d'autres comme le résultat de la lésion
vitale du nerf sciatique. — Dans tous ces cas, cette
infirmité est considérée au point de vue sporadique,
et ne se déclare ordinairement qu'à une époque fort
éloignée de la naissance.

Mais la *claudication* dont je parle règne endémiquement dans les régions froides, elle sévit sur un
grand nombre d'individus, elle apparaît à une
époque très-rapprochée de la première dentition. Il
n'est pas rare de rencontrer dans la même famille
jusqu'à trois ou quatre enfants boiteux.

Cette infirmité avait déjà été signalée par Josias
Simler, médecin suisse, dans la description du Valais
publiée en 1574. « Quod Valesianos spectat, in quibusdam pagis complures gutturosi inveniuntur, in
aliis prorsus nulli, in quibusdam pauci admodum,
alium quoque pagum se illis nosse amicus quidam

ad me scripsit, *in quo plures claudicant*, quum in proximo pago nemo tali vitio laboret. Item pagum esse in quo plures homines fatui inveniuntur, quos qui *gouchen* vocant, qui vix homines nominari merentur, bestiis similes, ut qui nullo cibo humano utuntur, se enim vidisse qui stercore equino uteretur, alium qui fœno, alios qui nudi tota hieme incederent, et varia hujusmodi monstra, quorum causa in occulto latet. »

Il y a soixante ans environ que Fodéré, chargé par le gouvernement de la république de dresser la statistique du département des Alpes-Maritimes, avait noté que Beuil, commune de 800 âmes, élevée au au nord, sujette à avoir beaucoup de neige, était celle qui l'avait le plus surpris par le nombre de ses boiteux de naissance. « Étant sur le seuil de l'église, ajoute-t-il, pour voir sortir le peuple de la messe paroissiale le dimanche, j'en ai compté quarante, et l'on m'a assuré au conseil municipal que de temps immémorial ce défaut s'était perpétué de père en fils. J'ai fait des recherches pour savoir si cette claudication ne tiendrait point au rachitisme, mais j'ai vu qu'elle en était séparée, que le rachitisme est peu commun dans les régions froides et sèches de ces Alpes maritimes, qu'il l'est au contraire beaucoup dans les régions humides et tempérées, comme dans la vallée du *Var* et dans celle de la *Roya*, où l'on ne rencontre que peu ou point de boiteux; et j'en ai conclu qu'on pouvait être fondé à regarder, dans ce pays, le froid comme une des causes éloignées de la claudication de naissance, et que peut-être les habitants avaient raison de considérer ce vice comme héréditaire [1]. »

Comme Fodéré, j'ai été péniblement affecté de rencontrer un si grand nombre de boiteux dans les Hautes et dans les Basses-Alpes, ainsi que dans les Alpes piémontaises.

On peut juger par la statistique d'un canton de la fréquence de cette affection dans les pays froids et élevés.

Éᴛᴀᴛ *des boiteux existant dans le canton de Saint-Paul.*

Département des Basses-Alpes. — Arrondissement de Barcelonnette. — Canton de Saint-Paul.

NOMS des COMMUNES.	POPULATION desdites COMMUNES.	NOMBRE D'ENFANTS MALES et D'HOMMES boiteux.	NOMBRE DE FILLES et DE FEMMES boiteuses.	HAUTEUR barométrique DES COMMUNES.
				Mètres.
L'Archè. . .	672	9	23	1,720
Meironnes. .	526	5	20	1,630
Saint-Paul. .	1,520	31	65	1,473

On voit par ce tableau que la claudication est beaucoup plus fréquente chez le sexe féminin, puisque dans la commune de Saint-Paul les boiteux sont aux boiteuses dans la proportion de 1 à 2 ; — dans celle

[1] *Traité de médecine légale et d'hygiène publique,* t. V, p. 362.

de l'Arche, comme 1 est à 2 5/9, — et dans celle de Meironnes, comme 1 est à 4.

La statistique des boiteux dans la commune de Celiac (arrondissement d'Embrun, Hautes-Alpes), accuse aussi une grande différence, puisque, sur une population de 705 individus, on compte 60 boiteuses et 13 hommes ou garçons boiteux. Ces divers tableaux ont été dressés avec beaucoup d'exactitude, et démontrent que la constitution plus délicate des femmes les expose davantage, dans le jeune âge, à contracter cette infirmité, dont Fodéré attribue la cause à l'action du froid sur la fibre de l'enfance.

Les corps savants proposent souvent pour sujets de prix de traiter les questions les plus controversées ou les plus obscures.

Celle qui aurait pour objet :

1° De dresser la statistique exacte des boiteux;

2° De déterminer les lésions locales et la cause de cette affection;

3° Le traitement prophylactique et curatif qui lui convient;

Signalerait une lacune dans la science; c'est une des questions les plus importantes qui se rattachent à l'hygiène publique.

Incidemment, je vais exposer mes idées sur la cause de cette claudication et sur les moyens de la prévenir.

C'est ordinairement à l'époque où les enfants commencent à marcher que ceux qui boiteront éprou-

vent de la peine à se soutenir sur leurs jambes. —
Ils sont plus tardifs à marcher en s'aidant d'abord
des appuis que leur prêtent les chaises et les bancs;
ils avancent en traînant un pied ou bien en s'affais-
sant sur leurs reins, suivant que la lésion qui constitue la claudication siége dans l'articulation coxo-
fèmorale, le nerf sciatique ou les nerfs sacrés, et les
muscles qui entourent cette articulation;

Ou dans la colonne vertébrale, les ligaments qui
l'affermissent, ou dans la moelle épinière.

N'ayant jamais pu m'éclairer sur ce point des
lumières fournies par l'anatomie pathologique, je ne
puis établir aucune indication précise sur les tissus
altérés; mais le raccourcissement du membre, la
déformation du bassin, la faiblesse des muscles qui
président à la locomotion, leur amaigrissement, la
gêne et la douleur que produit leur action font assez
présumer que les altérations du système osseux sont
postérieures à celles des nerfs et des muscles, ces
tissus étant les premiers à ressentir l'influence du
froid et de l'humidité par la plus grande vitalité
dont ils sont doués.

Parmi les enfants frappés de cette infirmité, les
uns ne boitent que d'une jambe. Il existe alors raccourcissement de ce membre avec diminution de
volume et de force dans les muscles qui le meuvent.

Les autres boitent des deux côtés, les jambes étant
souvent alors d'égale longueur. Dans ce cas, les os
du bassin subissent un vice de conformation, d'où

le raccourcissement du diamètre sacro-pubien et l'inégalité de la cavité pelvienne à droite ou à gauche.
— Souvent les épines iliaques ne sont pas sur la
même ligne; les vertèbres lombaires présentent une
courbure dont la convexité est tournée du côté du
bassin; mais les os du bassin ne peuvent point se
fausser sans que la cavité cotyloïde qui résulte de
leur jonction dans le jeune âge éprouve un déran-
gement de structure, ce qui s'oppose au libre jeu de
la tête du fémur, ainsi qu'on le voit dans les pièces
exposées dans les musées anatomiques.

Les muscles sacro-lombaires sont frappés de débilité; ceux des membres inférieurs sont amoindris,
les grands fessiers exceptés.

Dans ces deux cas, la santé générale n'éprouve
pas d'altération.

Chez d'autres, aux vices de conformation des os
du bassin, à la déformation de la cavité cotyloïde et
de la portion lombaire de la colonne épinière, se
joint encore sa déviation dans les vertèbres dorsales,
avec courbure plus grande des côtes et gibbosité
très-prononcée, d'où la gêne de la respiration et de
la circulation, comme chez les bossus non boiteux.

En thèse générale, la claudication se prononce
ordinairement à l'âge de deux ou trois ans. — Il ne
s'agit point ici des cas de coxalgie qui peuvent sur-
venir postérieurement chez les enfants non boiteux
avant cette époque.

A mesure que l'enfant grandit, on essaye de le

faire marcher en le soutenant à l'aide de lisières pas-
sées sous les bras ; mais il avance en portant les pieds
en équerre, ou bien en balançant son corps et faisant
péniblement osciller le centre de gravité sur deux
lignes inégales ou brisées, et parvient enfin, après
un long apprentissage, à marcher en boitant. — La
mère acquiert alors la triste conviction que son enfant est estropié, et ne manque pas de l'attribuer à
une chute qui a eu lieu par le défaut de surveillance
des frères ou sœurs auxquels il était confié.

Si l'enfant grandit, il est destiné aux métiers sé-
dentaires. Ceux qui ne s'arrangent pas de ces métiers se vouent aux travaux agricoles ; mais la jambe
saine, obligée, pour ménager l'autre, de travailler
davantage en déplaçant et transportant le corps,
finit à la longue par se mouvoir avec beaucoup de
difficulté, ainsi qu'il arrive aux chevaux qui, ne
boitant d'abord que d'une jambe, deviennent ensuite
fourbus ou estropiés des quatre membres.

Ce qu'il y a de remarquable, c'est que la lésion
qui produit la claudication reste presque toujours
stationnaire, n'empêche pas la longévité, et n'amène
que fort rarement des abcès par congestion.

La claudication, si funeste à l'enfant, dépend,
suivant moi, de la manière de l'élever, du peu
de soins qu'on lui donne, de la négligence des
nourrices.

A peine l'enfant est-il né, que son dénûment et
ses cris de douleur causent autant d'émotion que de

surprise aux personnes qui l'entourent. Une femme
le reçoit dans ces dispositions. Heureux d'abord l'enfant s'il ne glisse pas de ses mains. Celle-ci le passe
à une autre qui le lave et l'essuie, sans s'assurer si
l'eau est à la température convenable; la seconde à
une troisième, qui l'étreint dans un maillot. — Une
œuvre si mal commencée ne peut pas bien finir,
ce qui a fait dire à madame de Puisieux « que la
» vérité assiste rarement à notre naissance; mais que
» les préjugés entourent la sage-femme, qu'ils nous
» attendent au passage, et que la superstition nous
» applique les mains sur les tempes et nous écrase
» la tête et le front; de là tant de têtes mal faites et
» qui ne se referont jamais, tant de cerveaux ré-
» trécis et qui resteront étroits comme ils sont, car
» le calus est fait [1]. »

Nous avons laissé l'enfant au maillot, qui lui ôte
l'usage de ses membres et jusqu'à la liberté de l'exonération des matières fécales et de l'urine. Quand,
à force de trépignements et de cris, il est parvenu à
s'en débarrasser, on le laisse macérer dans ses ordures et dans ses langes mouillés des heures entières,
que dis-je! souvent toute la nuit — C'est ordinairement vers la fin du jour qu'on l'approprie à la
hâte, et malheur à lui s'il se salit quelques instants
après! On manque de linges pour les renouveler,
ceux qu'on a enlevés auparavant n'étant pas encore
secs, faute de feu, et placés souvent sur le dos d'un

[1] *Les Caractères*, page 169.

animal, tel que bœuf, âne ou vache, pour achever l'évaporation de l'humidité qui les pénètre. C'est dans ces langes encore humides, mal lavés d'abord, mal séchés ensuite, que l'enfant est enveloppé de nouveau, et placé dans un berceau dont la paille, imprégnée de l'odeur de l'urine, en garde encore l'humidité.

J'ai souvent demandé la raison de cette incurie aux nourrices, qui m'ont répondu 1° qu'elles manquaient de langes; 2° que si on changeait les enfants à cette heure, c'était leur en faire prendre l'habitude, et qu'ils ne s'endormiraient pas sans cette précaution; 3° que si on renouvelait le linge et la paille, l'enfant ne se réchaufferait plus et crierait toute la nuit, tandis qu'en le berçant dans cet état on lui procure le repos et le sommeil.

Quel état que cette longue macération dans ses ordures, dans ses langes, dans sa paille mouillée! Le berceau, placé tout près et à la hauteur du lit pour la commodité de la nourrice, est exposé à l'action du froid intense qui gèle l'eau dans les vases en bois qui sont dans la chambre, agit de même sur la paillasse de l'enfant, et crée autour de sa couche une atmosphère glacée.

Indépendamment du froid que produisent les langes mouillés imprégnés d'urine, les qualités âcres de ce liquide et des excréments ne sont pas sans action sur les téguments encore tendres : de là les excoriations, les rougeurs érysipélateuses des fesses, des

cuisses, du bas-ventre et du dos. On connaît les propriétés irritantes du guano et autres excréments des
animaux. Les habitants des montagnes savent qu'en
automne, lorsque les bêtes à laine se nourrissent de
l'herbe de seigle ou de froment, elle leur cause la
diarrhée. Ces matières sont tellement âcres et pi-
quantes, qu'elles ramollissent et carient l'ongle ou
le pied des brebis qu'elles rendent boiteuses, et que
les vapeurs du bercail qui les renferme agissent sur
les yeux de l'homme comme les vapeurs ammo-
niacales pures.

Quand je considère l'insouciance avec laquelle on
traite les enfants, et que je songe aux sages pré-
ceptes donnés par Lucien :

« Les laboureurs nous fournissent d'exemple pour
l'éducation des enfants; tant que les plantes sont
encore petites et tendres, ils les couvrent et mu-
nissent de toutes parts, de peur qu'elles ne soient
emportées par la violence des vents; mais aussitôt
qu'elles ont pris de la force, ils coupent les rameaux superflus, les laissent agiter au gré du vent,
et leur font porter du fruit en plus grande abondance, »

Je vois que le laboureur, s'il fournit l'exemple
quant aux plantes, ne l'applique point à sa famille,
et qu'il soigne mieux ses agneaux que ses enfants.

Et cependant l'éducation physique des enfants a
été de tout temps l'objet des sollicitudes des philoso-
phes et des médecins. Platon, dans sa République,

insiste beaucoup sur les moyens propres à les rendre vigoureux.

Lycurgue donna aux Lacédémoniens des lois d'une sévérité extraordinaire au sujet des aliments et des exercices.

Plutarque a consacré un chapitre entier dans ses œuvres morales à l'éducation physique des enfants.

Montaigne, imitant Plutarque, s'est montré l'ami, le protecteur des enfants; blâmant toutes les rigueurs en usage pour les instruire, il expose les moyens propres à les conduire à la santé comme à la morale.

Rousseau, résumant les idées de Platon, de Sénèque, de Plutarque et de Montaigne, les féconde encore de son génie. Il s'adresse au cœur des mères, leur fait un commandement de nourrir leurs enfants, et se fait obéir; il s'élève contre l'usage du maillot, et le maillot est généralement abandonné. Les progrès que, depuis, a faits l'éducation physique des enfants, on les doit à cet éminent penseur, et comme le but de son livre était de former un élève dont la force morale fût à la hauteur des vicissitudes du sort, dont l'âme fût fortement trempée, il désirait que le corps « n'en fût pas à dire. » — En effet, avec quel plaisir ne nous arrêtons-nous pas à contempler un corps dont les membres sont dans de justes proportions, tandis que nous détournons nos regards de celui dont les membres sont mal constitués! Quel sentiment pénible n'éprouvons-nous pas quand ces derniers cas sont si multipliés!

C'est pitié de voir le dimanche, à l'issue de la
messe paroissiale, sortir de l'église tant de boiteux
de l'un et de l'autre sexe. — Les jours de marché,
on n'en rencontre pas un moins grand nombre qui
vont à la ville ou qui en reviennent.

Nous pensons que les cas de claudication qui portent sur un si grand nombre de sujets tiennent à des
causes générales :

1° D'une part, à la manière défectueuse d'élever,
de soigner les enfants au berceau ;

2° De l'autre, à l'action du froid et de l'humidité
extérieure qui vient se joindre à celle qui résulte de
la malpropreté ;

3° Que ces causes agissent d'abord sur les muscles
et les ligaments, puis troublent le système osseux
dans sa formation successive ou son développement ;

4° Que cette affection est de nature rhumatismale.
En ce qui regarde l'hérédité.... j'ai vu beaucoup
d'enfants dispos venant d'un père ou d'une mère
boiteux ; j'ai vu tant d'autres enfants boiteux issus
de pères et mères valides, que j'attribue une autre
origine primitive à une infirmité aussi répandue,
laquelle peut néanmoins s'étendre encore dans les
familles par les dispositions héréditaires.

Nous dirons donc aux mères : Voyez comment la
nature entoure de duvet et de coton les graines qui
craignent les atteintes du froid ; tâchez d'imiter pour
vos enfants les procédés de la nature ; composez
d'abord une layette moins parcimonieuse, ayez assez

de langes pour ne pas être obligées de les employer humides comme drapeaux de rechange. — Vous êtes pauvres, mais le bas prix du calicot et de la toile de coton vous facilite le moyen d'en acheter ; la laine de vos brebis vous fournira les couvertures, et quand les bienfaits de l'hygiène publique seront appréciés dans vos contrées, la charité, ingénieuse à découvrir les besoins, saura bien les soulager ; changez souvent la paille de la couchette, et si vous en manquez (ce qui arrive souvent) pour la litière de vos bestiaux, songez que vos enfants doivent passer avant vos agneaux ; d'ailleurs n'avez-vous pas pour y suppléer la mousse si abondante dans vos forêts ?

Ne laissez pas croupir vos enfants dans l'urine et leurs ordures. — Je sais qu'un proverbe usité dans les campagnes vient en aide à la négligence de ce soin : « *Les enfants et les poissons croissent dans l'eau.* » Dans l'eau, soit ; mais, pour les enfants, dans une eau propre et non dans la fange.

Lavez le corps de vos enfants avec une éponge dans l'eau un peu tiède d'abord ; nettoyez-les bien.

L'expérience a prouvé combien ces lotions d'eau tiède contribuent à la souplesse de la peau, préservent des excoriations, favorisent la transpiration, l'accroissement et le bien-être des enfants.

Vous serez payées de vos soins avec usure : au lieu d'un enfant boiteux dont chaque pas vous causerait du chagrin, accuserait votre incurie, votre négligence, vous aurez un enfant bien planté sur ses jambes, et plus tard un berger aussi alerte, aussi ingambe que vos agneaux.

Quant au maillot, quiconque a été témoin à la campagne de la maladresse des femmes qui étreignent les enfants et leur ôtent jusqu'à la liberté de respirer en les transformant en magots chinois ou en statues de pierre, pensera que ces raisons suffiraient seules, indépendamment des autres inconvénients, pour le proscrire complétement.

Mais il faut une méthode qui tienne le milieu entre la manière tout à fait libre et dégagée dont les peuples des pays chauds élèvent leurs enfants et celle des régions froides, trop gênante et trop serrée.

On ne peut pas dans les pays froids coucher les enfants nus sur des lits de coton suspendus, comme font les Siamois, les Japonais, les Indiens, les nègres, les sauvages du Canada, ceux de Virginie, du Brésil, et la plupart des peuples de la partie méridionale de l'Amérique.

Le froid extrême exige, dans les premiers mois de la naissance, que les membres de l'enfant soient rapprochés pour se réchauffer mutuellement. — Un physiologiste distingué, M. W. F. Edwards, a remarqué que les petits oiseaux non pourvus encore de leurs plumes, rapprochés les uns des autres dans leur nid, ont une chaleur supérieure à celle du petit oiseau qui serait isolé. — Si le nouveau-né avait les bras hors des couvertures, le froid, saisissant les mains et les avant-bras, lui causerait du malaise. Une chemise ou blouse fermée par une coulisse autour du cou, rapprochant les bras du tronc et les pieds l'un de l'autre, lui laisserait la faculté de mouvoir ses membres, de varier ses attitudes sans se découvrir, ses couvertures étant fixées au berceau par quelques liens assez lâches.

Il faudrait qu'il fût tenu proprement dans ses langes, et qu'ils fussent renouvelés trois ou quatre fois par jour.

Au bout de trois ou quatre mois, l'enfant a déjà assez de force pour résister à l'impression du froid, et on pourrait faire usage du corset ou tricot à manches; il consomme alors une plus grande quantité d'air respirable, et souvent il suffoque sous la couverture qui couvre le berceau.

Une petite fenêtre pratiquée sur le derrière de la capote du berceau ou corbeille portant un grillage assez fin pour empêcher les mouches d'y pénétrer, faciliterait le renouvellement de l'air, et l'on sait combien un air vital a d'influence sur la respiration, sur la circulation et la bonne composition du sang.

Mais les conseils ne suffisent pas pour dissiper les préjugés et faire pénétrer la vérité dans les campagnes; il faut des institutions.

Que la sage-femme, dans les endroits qui en sont pourvus, ou, à défaut, l'institutrice soient chargées de s'assurer des préparatifs en linge ou hardes concernant l'enfant.

L'une ou l'autre surveillera ensuite la bonne administration des soins en dressant un rapport trimestriel à l'inspecteur de salubrité publique résidant dans l'arrondissement, lequel signalerait au besoin la négligence outrée de quelque nourrice au maire, qui en dresserait procès-verbal.

L'inspecteur ferait deux tournées chaque année, recueillerait les observations qui se rattachent à l'importance de sa mission, proposerait à M. le préfet d'accorder dans chaque commune une prime à la nourrice qui s'acquitterait de sa tâche avec plus de zèle, d'intelligence et de dévouement, et stimulerait ainsi l'amour-propre de toutes les mères. Quatre ans après, on dresserait l'état statistique des enfants nés pendant cette période, en indiquant dans une colonne le nombre de boiteux, et cette épreuve serait suffisante pour juger l'essai de ce système. — Il est permis d'augurer qu'il serait très-avantageux, et les cas de claudication devenus plus rares ne feraient plus un contraste aussi frappant avec le restant de la population si forte, saine et éveillée en regard de celle des pays de goître, leurs voisins, si rabougrie, morne et nonchalante.

L'air des étables est-il aussi malsain que plusieurs auteurs le pensent?

Les nombreux bestiaux parqués dans l'écurie consomment, il est vrai, beaucoup d'air respirable; mais tout nous porte à penser qu'ils exhalent moins d'azote et d'acide carbonique : ce que nous attribuons au régime végétal, qui rend leurs humeurs et leurs déjections moins animalisées. — S'il en était autrement, comment quelques familles humaines pourraient-elles vivre dans la même étable où se trouvent réunies 50, 60, 70 ou 100 têtes de bétail, tandis que nous savons, par l'expérience, que la fièvre des camps et des prisons résulte de l'entassement des hommes dans le même local : ce qui, au point de vue hygiénique, justifie l'assertion de J. J. Rousseau : « *L'haleine de l'homme est mortelle pour ses semblables.* » Ainsi, si les herbivores nous enlèvent de l'oxygène, cette perte est compensée par d'autres émanations des animaux jeunes et vigoureux, car elles sont salutaires; conséquemment, elles produisent des impressions agréables plus ou moins distinctement aperçues; de là naît cet attrait d'instinct par lequel on est attiré vers eux, et qui fait éprouver

un certain plaisir organique à leur vue, à leur approche, avant même qu'il s'y mêle aucun rapport
d'affection ou d'utilité.

Si l'on enlevait soigneusement chaque matin, ou
seulement tous les deux ou trois jours, le fumier de
dessous les animaux, nul doute que le séjour dans
les étables ne présenterait aucun inconvénient : l'air
de celles qui renferment des vaches et des chevaux
proprement tenus est également agréable et sain. On
croit même, et cette opinion n'est pas dénuée de tout
fondement, que cet air peut être employé comme
remède dans certaines maladies du poumon et con-
tribuer à leur guérison. Mais en utilisant la chaleur
résultant de la respiration du bétail, on ne peut
partout éviter les exhalaisons du fumier; où l'en-
tasserait-on ?

Dans les villages, dans les bourgs, dans les petites
villes, chaque maison étant bornée par celle qui
l'avoisine, on manque de *hangars;* ce n'est que dans
les fermes, dans les maisons isolées qu'on pourrait
pratiquer un fossé pavé et muré où l'on déposerait
les engrais, encore faudrait-il qu'il fût couvert; car
le fumier, quand il est exposé à l'air, laisse échapper
en abondance de l'acide carbonique, de l'ammoniaque, de l'azote : principes qui sont de la plus haute
fécondité. Il importe toujours au cultivateur d'empêcher la déperdition de ces précieux éléments contenus dans les urines et les déjections animales.

D'ailleurs, dans les pays froids, la sortie des fumiers n'est pas facile en hiver à cause de la neige : souvent, et pour longtemps, elle assiége littérale- ment l'habitant dans sa demeure, dont elle encombre l'entrée et obstrue les fenêtres.

L'habitant des montagnes est alors heureux de se blottir dans une écurie pendant sept à huit mois de l'année, et d'y trouver la chaleur qui doit le pro- téger contre l'intensité du froid. Que serait-ce s'il fallait qu'il se réchauffât au feu de cheminée ou d'un poêle pendant la majeure partie de l'année? où prendre tout le combustible nécessaire?

Les coupes des bois communaux délivrés pour l'affouage aux communes par l'administration fores- tière ne pouvant suffire à couvrir tous leurs besoins, c'est déjà à travers mille obstacles, nés de la rigueur des lois forestières et de la consigne sévère des agents chargés d'en surveiller l'exécution, que le paysan compose, comme il peut, sa provision de bois an- nuelle pour cuire son pain et faire bouillir sa soupe.

L'article 192 du Code forestier lui défend sous peine d'une forte amende de couper des arbres ;

L'article 196 d'en couper les branches.

Il ne peut donc s'en prendré, en attendant, qu'aux arbustes, aux bruyères, aux broussailles. On se ferait difficilement une idée des désastres que ce ré- gime fort mal appliqué a produits, en forçant l'habi- tant à dénuder toutes les pentes méridionales, ou à se pourvoir, en désespoir de cause, de bois coupé en délit ; et, par conséquent, à se voir ruiné par des procès-verbaux, auxquels viennent souvent s'ajouter ceux pour délits de dépaissance commis par de jeunes bergers ou des domestiques étrangers qui, ne connaissant pas bien la géographie des pacages, les lignes séparatives des quartiers limitrophes où la dépaissance n'est pas permise, attirent, en franchissant ces limites d'ailleurs très-vagues, sur les propriétaires de troupeaux la vigilance, la colère, et je puis dire, sans blesser la vérité, l'interprétation discrétionnaire des gardes forestiers [1]. Aussi, dans les contrées régies par notre Code forestier, l'habitant ne jouit-il d'un peu de tranquillité que lorsqu'il rentre son troupeau pour l'hivernage, et qu'il vient demander à l'écurie la chaleur que le foyer lui refuse.

Mais la mauvaise tenue des écuries par le défaut de litière appelle une réforme.

En l'état, pour se créer des ressources contre la misère qui les accable, les habitants ne réservent que fort peu de paille pour la litière de leurs bestiaux; ils en mêlent la majeure partie avec le regain ou le foin, et en composent un fourrage qui leur permet de nourrir une ou deux vaches ou quelques brebis de plus : ce qui, par la reproduction de ces espèces, par la laine et le laitage, augmente un peu leur revenu et les oblige en compensation d'habiter des écuries

---

[1] Le relevé des amendes encourues dans une période de dix ans et payées par vingt communes pauvres formant trois cantons, s'élève à près de 60,000 francs.

où le fumier constamment humide, détrempé par l'urine du gros bétail, refroidit leur demeure et nuit à leur hygiène.

On pratique bien en quelques localités dans l'écurie un canal sans issue ou réceptacle d'écoulement pour l'urine des bêtes à cornes, des chevaux, mulets; mais on ne le vide que de loin en loin, et, pendant cet intervalle, il faut se résoudre à subir les inconvénients attachés à ces immondices. Je pourrais citer tels pays très-froids où la paille de seigle, d'orge, d'avoine, coupée avant la complète maturité de ces grains, en ces lieux toujours tardive ou incomplète, conserve assez de séve pour servir seule de fourrage; aussi se garde-t-on de l'employer comme litière, bien qu'on manque d'autres matières pour y suppléer. — La mauvaise tenue de ces écuries en fait un séjour dégoûtant d'humidité et de malpropreté, car les urines du gros bétail, mêlées avec les fumiers, les détrempent et en font une boue presque liquide, qu'on est bien forcé de sortir quelquefois et à de longs intervalles de l'écurie quand on a une cour; mais qu'on y laisse le plus longtemps possible dans le cas contraire, et souvent pour ne pas la laisser évaporer à ciel ouvert.

Par contre, j'ai vu en d'autres localités quelques propriétaires aisés, rares à la vérité, réserver une plus grande quantité de paille pour la litière de leurs bestiaux, dont ils se montrent plus soigneux, entretenir leurs écuries dans un état qui les rend habita-

bles : ce qui m'autorise à penser que des règlements
de salubrité publique pourraient forcer les autres habitants à les imiter, d'autant plus qu'il résulte d'observations dues à d'habiles agriculteurs que la paille
employée pour la litière donne, par un engrais plus
abondant, tout le revenu de celle qui serait consommée. Puisque les populations subalpines ne peuvent se passer de l'habitation des écuries, comment
les rendre moins insalubres?

Ainsi que nous venons de le dire :

1° En augmentant la litière qu'on fait ordinairement
avec les pailles de blé, de seigle, avec celles d'orge
et d'avoine, avec les feuilles sèches de bruyère, de
genêts, de fougères ou d'autres feuilles d'arbres
cueillies dans les forêts;

Mais qu'on peut faire aussi avec la tourbe, très-
abondante dans la plupart des montagnes, en ayant
soin, pour en faciliter la décomposition, de la saupou-
drer de quelques poignées de chaux vive.

En Angleterre, en Allemagne, en Suisse, on se sert,
pour faire la litière aux vaches et aux moutons, de
terre très-bien séchée.

Si les végétaux ont une grande valeur pour litière,
parce qu'ils contiennent dans leur formation des sels
alcalins rares dans le sol et avidement recherchés par
les plantes, la terre sèche n'est pas non plus à dédaigner, parce qu'elle s'imprégne des urines et des excréments des animaux, et qu'elle en empêche la
fermentation.

Dans les étables, on étend chaque jour sous les bestiaux une couche de terre argileuse bien sèche ou sablonneuse, calcaire ou non, selon qu'on pourra s'en procurer. Elle est plus ou moins épaisse, suivant que le bétail est plus ou moins abondamment nourri et reste plus ou moins longtemps à l'étable. — La couche de terre est recouverte d'une légère couche de paille, pour que l'animal puisse se coucher sans gêne. — Cette opération se renouvelle assez souvent jusqu'à ce que la couche de fumier soit assez épaisse, ce qui a lieu après trois, quatre ou six mois. Alors l'écurie est vidée, et le fumier transporté au champ et immédiatement enfoui.

Avec ce système, bien que la quantité de paille employée soit moindre, le fumier produit est plus abondant, ce qui n'est point à dédaigner. — Un autre avantage encore, c'est qu'on peut ne curer les étables qu'au moment d'employer le fumier.

Il y a un autre avantage hygiénique pour les personnes qui habitent l'étable et pour les animaux, qui n'ont plus à souffrir des exhalaisons que dégagent naturellement les excréments en décomposition avec une litière exclusivement végétale.

Il y a peu de temps que M. Payen lisait à l'Académie des sciences un mémoire contenant diverses expériences sur les litières terreuses.

Ce n'est plus de la terre séchée au four, ainsi qu'il l'avait indiqué depuis plusieurs années, mais bien de la terre parfaitement séchée au soleil.

Il résulte de ses expériences que la terre sèche, comme excipient des excréments liquides, remplace avantageusement la totalité ou seulement une partie de la paille employée exclusivement pour litière des animaux, et que cet engrais a le même dosage d'azote que le fumier ordinaire.

Les litières terreuses sont possibles, faciles, même l'hiver, pourvu qu'on en fasse, dans la belle saison, des provisions abritées dans les granges ou sous les hangars.

2° Comme en la plupart des pays de goître on se sert encore d'une litière exclusivement végétale, ce fumier a besoin d'être traité différemment pour en corriger les fâcheuses exhalaisons.

De ce mélange de déjections et de végétaux résulte une fermentation plus ou moins active, suivant que les unes sont froides ou chaudes, et que les autres sont herbacés ou ligneux. De leur nature dépend aussi la qualité plus ou moins fertilisante du fumier.

Plus la décomposition du fumier est prompte, plus il contient de principes fertilisants, moins aussi sa durée est longue. Or, quand la décomposition du fumier est prompte, il y a une grande perte pour l'agriculture; car les gaz carbonique et ammoniacal se dissipent en pure perte dans l'air, que le fumier soit encore dans l'étable ou dans la cour : il importe donc au cultivateur de concentrer tous les gaz qui ont une action directe et puissante sur les végétaux, et malfaisante pour l'homme et les animaux.

On a recommandé un procédé simple, peu coûteux, pour améliorer les fumiers et assainir les étables.

On prend un demi-kilogramme de couperose verte (sulfate de fer), qui coûte 5 centimes; on fait fondre cette quantité dans un hectolitre d'eau, et on remue pour éviter tout dépôt. De cette manière, on peut en avoir continuellement sous la main, dans un tonneau placé dans un coin de l'étable, et s'en servir à volonté. On en arrose le fumier avant de l'enlever de dessous le gros bétail, quand on renouvelle la litière; quelques litres d'eau sulfatée suffisent pour cette opération. Aussitôt l'arrosage terminé, le fumier n'exhale plus aucune odeur, et garde toute sa force, qui auparavant s'évaporait dans l'air et rendait l'écurie malsaine.

On peut ensuite l'entasser dans l'écurie, si l'on n'a pas d'autre local. Quand l'accumulation du fumier rend son enlèvement nécessaire, et qu'on veut l'extraire de l'écurie au printemps, on l'arrose partout avec cette eau que l'on distribue le plus également possible. Un hectolitre suffit pour une écurie de cinquante têtes de menu bétail qui n'aura pas été vidée depuis trois mois, car il faut éviter de laver le fumier, qu'on peut alors remuer et brasser sans inconvénient. Pour conserver le fumier plusieurs mois avant de l'employer, un léger arrosement avec l'eau sulfatée tous les huit jours suffit pour lui garder toute sa fertilité.

Afin que les agriculteurs puissent choisir entre diverses méthodes plus ou moins à leur portée et remplissant le même but, je joins ici un article sur les engrais, extrait d'un journal publié dans ces dernières années.

L'expérience ayant constaté que, dans la fermentation du fumier, l'azote s'échappe dans l'atmosphère à l'état de carbonate d'ammoniaque, il suffira pour prévenir cette perte d'ajouter au fumier les éléments nécessaires pour transformer ce sel, qui est volatil, en un autre sel d'ammoniaque qui soit fixe. — Le plâtre et le sel marin sont deux corps également propres à ce résultat; en ayant soin de répandre de temps en temps du plâtre pulvérisé sur du fumier, tout le carbonate d'ammoniaque se transformera en sulfate d'ammoniaque et une partie du plâtre en carbonate de chaux; on réalisera ainsi le double avantage de conserver, pour le besoin de l'agriculture, toute l'ammoniaque ainsi fixée et de désinfecter les écuries, en même temps que l'on assurera la conservation des bâtiments : car l'ammoniaque attaque les murs et dissout peu à peu la chaux des mortiers en les transformant en nitrate de chaux. Le plâtre ajouté agit uniquement par son acide sulfurique; le sel marin produirait le même effet en agissant par son acide hydrochlorique : ce sel transformerait le carbonate d'ammoniaque en *chlorure d'ammonium,* ou sel ammoniacal. Il est, du reste, facile de s'assurer de la vérité des faits avancés, car il suffit de placer dans une écurie une assiette contenant de l'acide hydrochlorique concentré, pour constater qu'au bout de quelques jours elle se trouve remplie de cristaux de sel ammoniac. Bien que, grâce aux bienfaits du gouvernement, le prix du sel ait été considérablement diminué, ce produit est encore plus cher que le plâtre. Nous ne saurions donc trop engager les agriculteurs des Alpes à répandre fréquemment dans leurs écuries du plâtre pulvérisé, sans craindre de dépasser la quantité nécessaire pour saturer le carbonate d'ammoniaque; car, d'après les effets que le plâtre produit sur les prairies artificielles, on est sûr d'avance qu'un excès de plâtre ne peut pas être préjudiciable au sol sur lequel le fumier sera employé.

TABLE ANALYTIQUE

DES MATIÈRES.

PREMIÈRE PARTIE.

DU GOÎTRE.

Chapitre Ier. — Structure du corps thyroïde......... 1

Sympathies. — Usages. — D'après M. Maignien, ce corps
serait le régulateur des actes essentiels de la vie. —
Preuves anatomiques, expérimentales et pathologiques. 11

Chapitre II. — Description du goître. 14

Condition topographique des pays où on l'observe. — Dif-
férences qu'il présente dans sa forme, sa durée, sa marche, sa terminaison; dans sa complication avec d'autres
maladies. — Symptômes primitifs ou locaux. — Symptômes généraux. — Influence qu'il exerce sur la respiration et sur l'hématose, sur l'encéphale et le corps en
général. — Cerveau suit la loi d'évolution imposée à
tous les autres organes dont les diverses parties se forment successivement. — Organogénésie troublée par diverses causes empêche le développement de ces parties.
— Affinités qui président au développement de l'animal
peuvent être modifiées de différentes manières. — Éle-
veurs et horticulteurs nous démontrent les changements
qu'on peut introduire dans l'organisation, soit végétale,
soit animale, pour perfectionner les espèces, améliorer

19.

SECONDE PARTIE.

DU CRÉTINISME.

Considérations générales.

NOTES.

EXPLICATION DES PLANCHES.

Planche I.

Crétineux âgé de 32 ans, parlant d'une voix rauque et criarde tout à la fois, s'occupant de soins intérieurs.

Planche II.

Crétineuse âgée de 36 ans, servant dans une maison, parlant avec des intonations criardes.

Planche III.

Ce portrait est celui d'un demi-crétin qui avait l'habitude de rouler, dans la Maurienne, d'un village à l'autre, en mendiant; toujours d'humeur joviale, il sollicitait la charité des personnes bienfaisantes en faisant les danses les plus originales.

Planche IV.

Crétin complet âgé de 25 ans. — Absence de langage. — Souvenirs affectifs. — Donnant quelques marques d'intelligence par ses gestes.

Nota. — Les portraits un, deux et quatre, je les dois à l'obligeance de M. le docteur Cerise; ils ont été faits dans le Valais, et d'après nature. — Le troisième est tiré du rapport de la commission sarde.

N'ayant point trouvé de dessinateur dans les pays où j'ai plus particulièrement étudié le crétinisme, je n'ai pu présenter d'autres sujets originaux. — Les types ci-dessus sont d'ailleurs bien choisis, et répondent parfaitement aux catégories établies.